乳腺肿瘤肝病学
Breast Oncohepatology

主 审 任国胜

主 编 孔令泉 吴凯南 厉红元

科学出版社

北 京

内 容 简 介

本书为国内首部乳腺肿瘤肝病学专著，较为全面地介绍了乳腺癌与 HBV 感染、HCV 感染的相关性，乳腺癌手术治疗对肝功能和肝相关疾病的影响及处理，乳腺癌化疗相关性 HBV 再激活、HCV 再激活，以及药物性肝损伤、脂肪肝和脂肪性肝炎等的防治。本书对乳腺癌患者的治疗和改善预后具有重要的临床意义。

本书实用性强，适合肿瘤科、外科、乳腺科、感染科医师及相关科室的研究生阅读。

图书在版编目（CIP）数据

乳腺肿瘤肝病学／孔令泉，吴凯南，厉红元主编 .—北京：科学出版社，2017.1
ISBN 978-7-03-051315-1

Ⅰ. 乳… Ⅱ. ①孔…②吴…③厉… Ⅲ. 乳腺肿瘤-关系-肝疾病-研究 Ⅳ. ①R737.9②R575

中国版本图书馆 CIP 数据核字（2016）第 314908 号

责任编辑：沈红芬 马晓伟 孙 青／责任校对：李 影
责任印制：肖 兴／封面设计：陈 敬

科学出版社 出版
北京东黄城根北街 16 号
邮政编码：100717
http://www.sciencep.com

北京佳信达艺术印刷有限公司 印刷
科学出版社发行 各地新华书店经销

*

2017 年 1 月第 一 版　开本：720×1000　1/16
2017 年 1 月第一次印刷　印张：10 3/4
字数：210 000

定价：**58.00 元**
（如有印装质量问题，我社负责调换）

编写人员

主　审　任国胜

主　编　孔令泉　吴凯南　厉红元

副主编　曾爱忠　卜友泉　甘　露　孔　榕　卢林捷
　　　　罗清清

编　者　(按姓氏汉语拼音排序)
　　　　卜友泉　陈浩然　戴　威　甘　露　黄剑波
　　　　孔　榕　孔德路　孔令泉　李　红　李　欣
　　　　厉红元　刘自力　卢林捷　罗　玲　罗清清
　　　　史艳玲　唐　娟　王　泽　王安银　魏余贤
　　　　吴凯南　吴玉团　武　赫　辛晓娟　徐　周
　　　　曾爱忠　赵春霞　朱远辉　Bilal Arshad
　　　　Vishnu Prasad Adhikari

主编简介

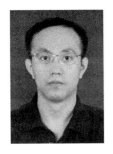

孔令泉,博士、主任医师、教授、硕士研究生导师,重庆医科大学附属第一医院教学和医疗督导专家,全国住院医师规范化培训评估专家,长期从事乳腺癌、甲状腺癌、甲状旁腺功能亢进症等普外科临床医学教研工作,并致力于乳腺癌激素增敏化疗(hormonal sensitizing chemotherapy)、乳腺癌新内分泌化疗(neoendocrinochemotherapy)、乳腺癌内分泌化疗(endocrinochemotherapy,chemohormonal therapy)、乳腺肿瘤糖尿病学(breast oncodiabetology)、乳腺肿瘤心理学(breast oncopsychology)、乳腺肿瘤甲状腺病学(breast oncothyroidology)、乳腺肿瘤肝病学(breast oncohepatology)、乳腺肿瘤内分泌学(breast oncoendocrinology)等有关乳腺癌的基础与临床研究和乳腺疾病、甲状腺疾病及甲状旁腺疾病的科普宣传工作。2009年9月至2010年5月在法国斯特拉斯堡大学医院进修学习,2015年10月至2015年12月在法国图卢兹癌症中心进修学习。5次荣获重庆医科大学优秀教师称号;作为第一作者或通讯作者发表医疗、教学科研论文70余篇,其中SCI收录论文15篇;主研国家自然科学基金1项、省级课题3项、校级课题1项、院级课题2项,主研课题获校级教学成果一等奖1项、二等奖2项;主编《医学英语词汇》、《乳腺肿瘤糖尿病学》、《乳腺肿瘤心理学》、《关爱乳房健康——远离乳腺癌》、《关爱甲状腺健康——远离甲状腺癌》等著作8部,副主编《外科手术学基础》(双语教材),参编《实用乳腺肿瘤学》、《实用临床肿瘤学》、《肿瘤学》、《乳腺癌的生物学特性和临床对策》、《乳腺癌的基础理论和临床实践》、《普通外科临床实践(习)导引与图解》、《外科学同步辅导与习题解析》等著作10部。

主编简介

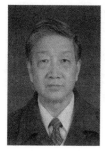

吴凯南，主任医师、教授，中国抗癌协会乳腺癌专业委员会名誉顾问（原常委），历任四川省抗癌协会理事，中华医学会外科学分会重庆市医学会外科学专业委员会委员、秘书，重庆市抗癌协会乳腺癌专业委员会委员，重庆医科大学省级重点学科"肿瘤学"学科带头人，重庆医科大学基础外科研究室副主任，重庆医科大学附属第一医院普外科副主任，内分泌乳腺外科主任，重庆市乳腺癌中心主任。曾任国内多家专业杂志编委及审稿专家。参与中国抗癌协会《乳腺癌诊治指南与规范》（第一版）的编写和审定。

从事外科临床、教学及科研工作53年，主要进行内分泌乳腺外科研究37年，在乳腺癌的病因探讨、保乳治疗、新辅助化疗、内分泌治疗及综合治疗的规范化、个体化方面进行了深入研究并有所建树。曾多次参加国内外大型学术专业会议并担任主持人或作大会报告。已发表专业论文260余篇，其中以第一作者发表160篇，多篇被著名文摘库收录。主编《实用乳腺肿瘤学》《乳腺肿瘤糖尿病学》、《乳腺癌的生物学特性和临床对策》、《中西医诊疗方法丛书·外科学分册》、《外科手术学基础》（汉英对照）、《乳腺肿瘤心理学》、《关爱乳房健康——远离乳腺癌》、《关爱甲状腺健康——远离甲状腺癌》，主审《医学英语词汇》、《乳腺癌的基础理论和临床实践》，参编《乳腺肿瘤学》（第一、二版）、《临床外科理学诊断》等12部专著。荣获市级科技进步奖二等奖1项，省（部）级科技进步奖三等奖2项、地厅级医学科技成果奖2项（均第一完成人）。重庆医科大学教学成果奖一等奖、二等奖各1项，优秀教材奖二等奖1项。

主编简介

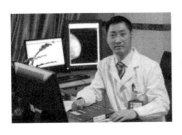

厉红元，外科学博士、硕士研究生导师、主任医师，重庆医科大学附属第一医院内分泌乳腺外科（重庆市乳腺癌中心）主任。中国医师协会外科医师分会乳腺外科委员会常务委员兼秘书长，中国抗癌协会理事，中国抗癌协会乳腺癌专业委员会委员，重庆市抗癌协会乳腺癌专业委员会主任委员，重庆市临床医学研究联合会理事长，《中华内分泌外科杂志》编委，《重庆医科大学学报》编委。已从事普外科医疗、教学及科研工作30年；主要从事乳腺、甲状腺的临床工作，对乳腺、甲状腺肿瘤的诊断和治疗具有丰富的临床经验。2002年11月至2004年5月，在法国斯特拉斯堡路易·巴斯德大学医学院附属医院工作和研修。已发表论文20余篇，获重庆市科技进步奖和重庆市卫生局医学科学奖各一项。

前　　言

乳腺癌是女性最常见的恶性肿瘤，也是女性癌症相关死亡的首位因素。同时，乙型肝炎病毒（HBV）感染呈世界性流行，不同地区HBV感染的流行强度差异很大，我国属于HBV中高流行地区。乳腺癌与HBV感染在我国均较为常见，两者常常并存。已有研究发现丙型肝炎病毒（HCV）感染是乳腺癌的危险因素。HBV与HCV同为肝炎病毒，笔者等初步研究发现HBV感染是乳腺癌发生的危险因素，也可能是我国乳腺癌患者发病年龄提前的重要因素之一。

在我国，乳腺癌患者合并HBV感染现象较为普遍，而HBV阳性者，无论肝功能正常与否，其肝脏均存在不同程度的病理损害。接受化疗后，不仅可以导致肝功能损害，还可以使HBV DNA复制增加，引起化疗期间或化疗结束后HBV再激活，使肝功能损害加重，甚至出现肝衰竭，危及患者生命。HBV再激活致不能及时化疗或化疗中断，又常常导致乳腺癌的复发转移。因此，随着化疗在肿瘤治疗中的广泛应用，HBV再激活已成为临床上常见的问题，但尚未引起乳腺肿瘤医师及外科医师的足够重视。已有研究显示，化疗及内分泌治疗药物（如他莫昔芬）的毒副反应可导致患者药物性肝损伤，患者可表现为转氨酶升高等一系列肝炎症状，影响患者的生活质量，以至有些患者不能完成治疗，目前已逐渐引起临床医师的重视。但化疗和（或）内分泌治疗所导致的脂肪性肝病（简称脂肪肝）是临床肿瘤患者化疗期间和化疗后内分泌治疗期间的常见并发症，仍常被忽视。脂肪性肝炎可发展为肝硬化，已是公认的隐源性肝硬化的常见原因，脂肪性肝病的存在还可能对判断治疗后的乳腺癌患者是否发生肝转移产生一定干扰。

目前国内外尚无专门论述乳腺肿瘤肝病学的专著。笔者在多年来关注乳腺肿瘤肝病学的基础上，查阅了大量的国内外相关文献，首次提出了乳腺肿瘤肝病学（Breast Oncohepatology）的概念，并完成了国内外首部有关乳腺癌和HBV感染、HCV感染、HBV再激活、药物性肝损伤、脂肪肝及脂肪性肝炎等相互关系的专著——《乳腺肿瘤肝病学》。希望本书对乳腺癌和肝脏相关疾病相互关系的探讨，能引起肿瘤科医师、外科医师、乳腺科医师、肝病科医师及医学研究生们对乳腺肿瘤肝病学的重视，进一步深入研究乳腺癌和肝脏相关疾病的相互关系，以有利于乳腺癌等恶性肿瘤的预防、治疗及改善患者预后。

参与本书编写与校对的人员有：重庆医科大学附属第一医院的吴凯南、厉红元、孔令泉、曾爱忠、辛晓娟、甘露、罗玲、魏余贤、孔德路、赵春霞、武赫、戴威、李欣、吴玉团、Vishnu Prasad Adhikari、Bilal Arshad、史艳玲、朱远辉、陈浩然、徐周、刘自力、唐娟、李红；重庆医科大学基础医学院的卜友泉；广西柳州市人民医院的卢林捷；复旦大学附属华山医院的黄剑波；上海交通大学医学院附属仁济医院的罗清清；湖南师范大学的孔榕；河北医科大学的王泽；中国医科大学的王安银等。由于编者水平有限，书中疏漏之处在所难免，我们殷切期待广大读者提出宝贵意见（联系邮箱：huihuikp@163.com），以便再版时进一步修正和完善。本书在编写过程中得到了重庆医科大学、重庆医科大学附属第一医院和科学出版社的支持与帮助，在此致以衷心的感谢！

编　者

2016年10月于重庆

目　　录

前言
第一章　乳腺肿瘤肝病学概述 ………………………………………………（1）
第二章　肝的结构与功能 ………………………………………………………（8）
　　第一节　正常肝的结构与生理 …………………………………………（8）
　　第二节　肝与免疫 ………………………………………………………（11）
　　第三节　肝细胞的凋亡、坏死与再生 …………………………………（15）
　　第四节　肝功能障碍 ……………………………………………………（17）
第三章　肝的生物化学 …………………………………………………………（31）
　　第一节　肝在物质代谢中的作用 ………………………………………（31）
　　第二节　肝的生物转化作用 ……………………………………………（34）
　　第三节　胆汁与胆汁酸的代谢 …………………………………………（42）
　　第四节　胆色素代谢与黄疸 ……………………………………………（48）
第四章　病毒性肝炎的诊断与防治 ……………………………………………（56）
第五章　非酒精性脂肪性肝病的诊断及治疗 …………………………………（91）
第六章　肝炎病毒感染与乳腺癌的相关性研究 ………………………………（105）
　　第一节　肝硬化及肝功能异常与乳腺疾病的相关性研究 ……………（105）
　　第二节　丙型肝炎病毒感染与乳腺癌的相关性 ………………………（106）
　　第三节　乙型肝炎病毒感染与乳腺癌的相关性 ………………………（107）
第七章　乳腺癌手术治疗对肝功能和肝脏相关疾病的影响及处理 …………（111）
　　第一节　术前肝功能正常的乳腺癌患者的围手术期处理 ……………（111）
　　第二节　原已有肝病乳腺癌患者的围手术期处理 ……………………（112）
第八章　抗肿瘤药物性肝损伤的诊断与防治 …………………………………（117）
　　第一节　化疗药物性肝损伤的诊断与防治 ……………………………（117）

第二节　中药及内分泌治疗等致药物性肝损伤的诊断与防治…………（121）
第九章　乳腺癌化疗相关乙型肝炎病毒再激活的诊断与防治…………（125）
第十章　乳腺癌化疗相关丙型肝炎病毒再激活的应对策略………………（134）
第十一章　乳腺癌患者化疗及内分泌治疗期间脂肪性肝病的诊断与
　　　　　防治……………………………………………………………（140）
　　第一节　乳腺癌患者化疗期间脂肪性肝病的诊断与防治………………（141）
　　第二节　乳腺癌患者内分泌治疗期间脂肪性肝病的诊断与防治………（144）
第十二章　乳腺癌肝转移的诊断与防治……………………………………（149）
附录　专业术语汉英对照……………………………………………………（158）

第一章　乳腺肿瘤肝病学概述

乳腺癌是女性最常见的恶性肿瘤，也是女性癌症相关死亡的首位因素。同时，乙型肝炎病毒（HBV）感染呈世界性流行，不同地区 HBV 感染的流行强度差异很大，我国属于 HBV 中高流行地区[1]。乳腺癌与 HBV 感染在我国均较为常见，两者常并存。已有研究发现丙型肝炎病毒（HCV）感染是乳腺癌的危险因素。HBV 与 HCV 同为肝炎病毒，笔者等初步研究发现 HBV 感染是乳腺癌发生的危险因素，也可能是我国乳腺癌患者发病年龄提前的重要因素之一[2]。肝作为人体最重要的合成代谢旺盛的器官，易受乳腺癌综合治疗（如手术治疗、化疗、内分泌治疗等）的影响而出现肝功能异常。合并肝疾病或肝功能异常的患者，更易受乳腺癌相关治疗的影响，导致乳腺癌治疗的延迟或中断而影响患者预后[3]。然而，乳腺癌与 HBV、HCV 等肝炎病毒感染的相关性，以及乳腺癌综合治疗对肝功能的影响与防治尚未引起临床医师和患者的足够重视，这将可能影响乳腺癌患者的治疗和预后，因此，有必要加强此方面的相关研究。

一、HBV 感染可能是乳腺癌发病的危险因素

HCV 感染在欧美等地区发病率较高，被认为是乳腺癌的危险因素之一[4-6]，而在我国 HBV 较 HCV 更为常见。我国 2009 年 HBV 流行病学调查结果表明，1～59 岁一般人群乙型肝炎病毒表面抗原（hepatitis B surface antigen，HBsAg）携带率为 7.18%，我国属 HBV 中高流行地区[7-9]。HBV 感染后部分肝细胞功能受损，有可能导致雌激素在肝脏的灭活功能减弱，使体内雌激素含量相对增加，而雌激素与乳腺癌的发病密切相关[2,10,11]，因此理论上推测 HBV 感染可能与乳腺癌的发病有一定的相关性，但目前关于 HBV 感染与乳腺癌关系的研究尚少。

笔者等[2]收集 2011 年 1 月至 2015 年 3 月于重庆医科大学附属第一医院内分泌乳腺外科住院治疗的 2471 例首次确诊的乳腺癌患者及同期 1951 例乳腺良性疾病病例资料，将其中具有入院确诊时 HBV 血清学标志物及肝功能检测结果的 2452 例乳腺癌患者及 1926 例乳腺良性疾病患者纳入研究，发现 2452 例乳腺癌患者中，乙型肝炎病毒表面抗原（HBsAg）阳性率为 8.2%，乙型肝炎病毒核心抗体（HBcAb）

阳性率为 66.4%，乙型肝炎病毒表面抗体（HBsAb）阳性率为 57.2%。乳腺癌患者中 HBcAb 阳性率显著高于乳腺良性疾病患者（$P<0.05$），进一步年龄分层分析显示≤29 岁组、40～49 岁组及在≤40 岁组均存在统计学差异，提示 HBV 既往感染或潜伏感染可能是乳腺癌危险因素，同时也可能是我国女性乳腺癌发病年龄小及发病高峰较欧美地区提前的原因之一。

与欧美等地区相比，我国因饮食结构中含有槲皮素、大豆异黄酮等保护因素及环境因素、基因差异等原因乳腺癌发病率较西方低[12]。近年随着我国经济的发展，部分城市人群的生活及饮食方式逐渐西方化，肥胖及糖尿病人群等增加均促进了乳腺癌的发展[13]，乳腺癌保护因素与危险因素的失衡致使乳腺癌的发病率逐年增加，故根据病因进行乳腺癌的防治有可能取得突破性进展。然而，自从我国将乙型肝炎疫苗纳入新生儿计划免疫以来，仍有较大比例接种乙肝疫苗失败或 HBsAb 逐渐消退的情况，同时仍有较高比例的 HBsAg 携带者和 HBcAb 阳性者[2]。故笔者等认为，应从新生期开始加强 HBV 筛查和疫苗接种成效的监控，有可能部分预防或延缓乳腺癌的发生。

二、应重视乳腺癌患者围手术期肝功能损伤的防治

肝作为人体最重要的合成代谢旺盛的器官，极易受乳腺癌术中及术后各种因素的影响而出现肝功能异常。即使之前肝功能正常，术中或术后也可因溶血、输血、缺血性肝炎、感染等因素导致肝功能障碍。因此，围手术期对病情进行严密监测和正确处理肝功能的异常，对避免术后肝损害有重要作用。对于术前肝功能正常者，应注意避免诱发肝功能异常的因素。部分乳腺癌患者伴有不同程度的肝功能损害，轻者仅检测指标异常，重者可出现黄疸、腹水甚至肝性脑病等肝功能衰竭表现。手术创伤、麻醉药物及其他因素影响会导致患者的肝功能损害进一步加重。因此，正确评估与妥善治疗肝功能异常是伴肝功能损害者围手术期处理的要点，无论在术前、术中或术后均具有重要的意义。对于术前即存在急慢性肝病者，术前需全面评价肝功能，围手术期采取改善凝血功能、营养状态及控制感染、腹水等措施；术中注意避免麻醉药物、感染及缺血等原因导致的肝功能损害；术后严密监测肝功能，避免一切加重肝损害的诱因，采取各种措施积极改善肝功能[3]。

三、应加强乳腺癌患者化疗期间药物性肝损伤的防治

化疗在乳腺癌的综合治疗中有重要作用。通常乳腺癌的化疗是多种药物联合、

长程应用的过程，而主要的化疗药物，如表柔比星、紫杉醇、多西他赛、环磷酰胺、5-氟尿嘧啶等，大多有不同程度的肝毒性，因而药物性肝损害是化疗常见的毒副作用之一。而肝病或 HBV 阳性者，无论肝功能正常与否，其肝脏均存在不同程度的病理损害[2,3,14]。药物性肝损伤（drug induced liver injury，DILI）是指由药物或其代谢产物引起的肝细胞毒性或肝脏对药物及其代谢产物的过敏反应所致的肝脏损害，其临床表现可以从无任何症状发展到急性肝衰竭（acute liver failure，ALF）甚至死亡[2]。DILI 的发病率为 1.4%～8.1%，而抗肿瘤药是引起药物性肝损伤的最常见药物之一[15]。有报道，在转移性乳腺癌患者常用的含多西他赛化疗方案中，由化疗引起的肝损伤的发病率为 10.36%[16]。因此，抗肿瘤药物相关的 DILI，已成为临床用药及药物研发过程中非常重要的一个问题。

四、应关注乳腺癌患者化疗期间及化疗后 HBV 再激活的防治

乳腺癌的化疗药物大多有不同程度的肝毒性，容易引起肝功能损害，尤其是合并 HBV 感染的患者[2,3]。在我国，乳腺癌患者合并 HBV 感染现象较为普遍，而 HBV 阳性者，无论肝功能正常与否，其肝脏均存在不同程度的病理损害。接受化疗后，不仅可以导致肝功能损害，还可以使 HBV DNA 复制增加，引起化疗期间或化疗结束后 HBV 再激活，使肝功能损害加重，甚至出现肝衰竭，危及患者生命。HBV 再激活可致不能及时化疗或化疗中断，也常导致乳腺癌的复发转移。因此，随着化疗在肿瘤治疗中的广泛应用，HBV 再激活已成为临床常见问题，但尚未引起肿瘤科及外科医师的足够重视[2,17]。

我国 2010 年版《慢性乙型肝炎防治指南》（中华医学会肝病学分会和感染病学分会制定）推荐对接受化疗或免疫抑制剂治疗的患者治疗前应常规行 HBV 筛查（至少包括 HBsAg、HBcAb），对 HBsAg 阳性患者治疗前一周应开始预防性使用抗病毒药物治疗，以降低 HBV 再激活的风险。对 HBsAg 阴性、HBcAb 阳性患者，在予以长期或大剂量免疫抑制剂或细胞毒药物治疗时，应密切监测 HBV DNA 和 HBsAg，若出现阳转应及时给予抗病毒治疗[7]。

中华医学会肝病学分会和感染病学分会制定的 2015 年版《慢性乙型肝炎防治指南》进一步指出：慢性 HBV 感染患者在接受肿瘤化疗或免疫抑制治疗，尤其是接受大剂量类固醇治疗过程中，有 20%～50%的患者可有不同程度的乙型肝炎再活动，重者出现急性肝衰竭甚至死亡[1]。高病毒载量是发生乙型肝炎再活动最重要的危险因素。预防性抗病毒治疗可以明显降低乙型肝炎再活动，并建议选用强效低耐药的抗病毒药物治疗。免疫抑制药物分为高风险、中风险、低风险三类。高风险免疫抑制剂引起 HBV 再激活的可能性超过 10%，如蒽环霉素衍生物（如

多柔比星、表柔比星等），或类固醇激素，如泼尼松 10～20mg/d（即地塞米松 1.5～3mg/d）持续 4 周以上或甚至更高剂量者。中风险免疫抑制剂引起 HBV 再激活的可能性为 1%～10%，如类固醇激素，泼尼松＜10mg/d（即地塞米松＜1.5mg/d）但持续 4 周以上者。低风险免疫抑制剂是指引起 HBV 再激活的可能性为 1% 以下，如咪唑硫嘌呤、甲氨蝶呤等，或口服类固醇激素少于 1 周。对于所有因其他疾病而接受化疗、免疫抑制剂治疗的患者，在起始治疗前都应常规行 HBV 筛查（包括 HBsAg、HBcAb 和 HBV DNA），并评估接受免疫抑制剂的风险程度。若 HBsAg 阳性或 HBsAg 阴性、HBcAb 阳性患者使用高/中风险免疫抑制剂，须给予核苷（酸）类似物预防性抗病毒以预防 HBV 再激活，抗病毒治疗需至少维持至免疫抑制剂治疗结束后 6 个月。对 HBsAg 阳性/HBcAb 阳性，或 HBsAg 阴性/HBcAb 阳性患者使用低风险免疫抑制剂，不建议常规使用预防性抗病毒治疗。对于 HBsAb 和 HBcAb 双阳性者在接受一些高风险、中风险免疫抑制剂尤其是高风险药物时仍有部分患者出现 HBV 再激活导致肝炎复发，因此仍建议对于这些患者除了应密切监测 HBV 血清学标志物和 HBV DNA 外，还应兼顾使用的免疫抑制剂药物的特性和 HBV 感染后的肝疾病状态等，综合评估并为患者制定安全有效的治疗措施。在化疗和免疫抑制剂治疗停止后，应当继续治疗 6 个月以上。核苷（酸）类似物停用后可出现复发，甚至病情恶化，应注意随访和监测[1]。

目前关于乙肝病毒再激活筛查及防治的指南均与肝病学相关，而现今乳腺癌主要由肿瘤科或者外科医生治疗，在目前的乳腺癌诊治指南与规范中均未提及关于乳腺癌患者 HBV 诊治方面的问题，故乙肝病毒再激活等相关诊治的推广普及范围有限。虽然欧美等 HBV 低流行地区化疗前常规筛查 HBV 仍存在争议，但我国为 HBV 中高流行地区，伴有较高 HBV 感染率的乳腺癌患者化疗致 HBV 再激活问题仍需引起足够的重视，因此有必要建议，在我国等 HBV 中高流行地区应将化疗前进行 HBV 筛查及相关处理列入乳腺癌的诊治规范，以利于我国乳腺癌化疗患者 HBV 再激活筛查及防治指南的推广普及[2,3]。

五、重视乳腺癌患者化疗和内分泌治疗期间脂肪性肝病的防治

目前，全身化疗和内分泌治疗在乳腺癌患者的综合治疗中已占有相当重要的地位，通过化疗和内分泌治疗，能够在很大程度上缓解病情、延长生命、提高患者的生存质量。已有研究显示，化疗及内分泌治疗药物（如他莫昔芬）的毒副反应可导致患者肝损害，患者可表现为转氨酶升高等一系列肝炎症状，影响其生活质量，以致有些患者不能完成治疗，目前已引起临床医生的广泛重视。但化疗和（或）内分泌治疗所导致的脂肪性肝病（fatty liver disease，FLD），简称脂肪肝，

仍常被忽视[18-24]。脂肪肝是临床肿瘤患者化疗期间和化疗后内分泌治疗期间的常见并发症。脂肪肝被认为是代谢综合征的一种表现,与肥胖、胰岛素抵抗和血脂异常密切相关[25]。关于脂肪肝的预后,过去认为该病的预后良好。近来研究发现,脂肪肝可发展为肝硬化。重度脂肪肝患者中可见肝纤维化,1.5%～8%为肝硬化,脂肪肝已是公认的隐源性肝硬化的常见原因[26]。另外,脂肪肝的存在还可能对判断治疗后的乳腺癌患者是否发生肝转移产生一定干扰。因此,临床应对乳腺癌患者化疗及内分泌治疗等综合治疗后引起的脂肪肝做到早预防、早发现和诊断、早治疗,防止病情进一步恶化。针对乳腺癌患者脂肪肝的研究,一方面可提高患者的生存质量和延长生存期,另一方面对临床科研具有重要意义。

目前国内外尚无系统阐述以上内容的专著。笔者在多年来关注乳腺肿瘤和肝病相互关系的基础上,查阅了大量的国内外相关文献,首次提出了乳腺肿瘤肝病学(Breast Oncohepatology)的概念,并完成了国内外首部有关乳腺癌与HBV感染、HCV感染、HBV再激活、药物性肝损伤、脂肪肝及脂肪性肝炎等相互关系的专著——《乳腺肿瘤肝病学》。希望本书对乳腺癌与肝脏相关疾病相互关系的探讨,能引起肿瘤科医师、外科医师、乳腺科医师、肝病科医师及研究生们对乳腺肿瘤肝病学的重视,进一步深入研究乳腺癌与肝脏相关疾病的相互关系,以有利于乳腺癌等恶性肿瘤的预防、治疗及改善患者预后。

(孔令泉　吴凯南)

参 考 文 献

[1] 中华医学会肝病学分会, 中华医学会感染病学分会. 慢性乙型肝炎防治指南(2015年版). 中华实验和临床感染感染病杂志(电子版), 2015, 9(5).

[2] 卢林捷, 孔令泉. 乙型肝炎病毒感染与乳腺癌关系的初步临床研究. 重庆医科大学硕士研究生学位论文, 2015.

[3] 孔令泉, 卢林捷. 伴发肝病及肝功能异常乳腺癌患者的处理. 见: 吴凯南. 实用乳腺肿瘤学. 北京: 科学出版社, 2016.

[4] Su F H, Chang S N, Chen P C, et al. Association between chronic viral hepatitis infection and breast cancer risk: A nationwide population-based case-control study. BMC Cancer, 2011, 11(495).

[5] Larrey D, Bozonnat M C, Kain I, et al. Is chronic hepatitis C virus infection a risk factor for breast cancer? World Journal of Gastroenterology: WJG, 2010, 16(29): 3687-3691.

[6] Omland L H, Farkas D K, Jepsen P, et al. Hepatitis C virus infection and risk of cancer: A population-based cohort study. Clinical Epidemiology, 2010, 2: 179-186.

[7] 贾继东, 李兰娟. 慢性乙型肝炎防治指南(2010年版). 中华内科杂志, 2011, 168-179.

[8] Cui Y, Jia J. Update on epidemiology of hepatitis B and C in China. Journal of Gastroenterology and Hepatology, 2013, 28 (Suppl 1): 7-10.

[9] Ott J J, Stevens G A, Geoeger J, et al. Global epidemiology of hepatitis B virus infection: New estimates of age-specific HBsAg seroprevalence and endemicity. Vaccine, 2012, 30(12): 2212-2219.

[10] Park S, Kim J H, Koo J, et al. Clinicopathological characteristics of male breast cancer. Yonsei Med J, 2008, 49(6): 978-986.

[11] Carlsson G, Hafstom L, Jonsson P E. Male breast cancer. Clinical Oncology, 1981, 7(2): 149-155.

[12] Anothaisintawee T, Wiratkapun C, Lerdsitthichai P, et al. Risk factors of breast cancer: A systematic review and meta-analysis. Asia-Pacific Journal of Public Health/Asia-Pacific Academic Consortium for Public Health, 2013, 25(5): 368-387.

[13] Zeng H, Zheng R, Zhang S, et al. Female breast cancer statistics of 2010 in China: estimates based on data from 145 population-based cancer registries. Journal of Thoracic Disease, 2014, 6(5): 466-470.

[14] 石虹, 王吉耀, 刘天舒, 等. 慢性乙型肝炎患者血清生化指标与肝组织病理学炎症及纤维化程度的关系. 复旦学报(医学版), 2007, 34 (2): 246-249.

[15] 任军, 周心娜. 抗肿瘤药物肝损伤研究进展. 中国药物应用与监测, 2012, 9(6): 309-312.

[16] Wang Z, Liang X, Yu J, et al. Non genetic risk factors and predicting efficacy for docetaxel-drug-induced liver injury among metastatic breast cancer patients. J Gastroenterol Hepatol, 2012, 27(8)：1348-1352.

[17] Sun W C, Hsu P I, Yu H C, et al. The compliance of doctors with viral hepatitis B screening and antiviral prophylaxis in cancer patients receiving cytotoxic chemotherapy using a hospital-based screening reminder system. PLoS One, 2015, 10(2): e0116978.

[18] Yang Y J, Kim K M, An J H, et al. Clinical significance of fatty liver disease induced by tamoxifen and toremifene in breast cancer patients. Breast, 2016, 28:67-72.

[19] 袁媛, 刘瑜, 谢欣哲. 乳腺癌经西药治疗所致脂肪肝临床特征及中医证候分析. 中医学报, 2015, 30 (209): 1402-1404.

[20] 孙明芳, 谢晓冬. 化疗及内分泌治疗对乳腺癌患者肝脏脂肪变性影响的研究进展. 大连医科大学学报, 2010, 32(3):352-355.

[21] Zheng Q F, Xu F, Nie M, et al. Selective estrogen receptor modulator-associated nonalcoholic fatty liver disease improved survival in patients with breast cancer. Medicine, 2015, 94(40):1-8.

[22] Cole L K, Jacobs R L, Vance D E. Tamoxifen induces triacylglycerol accumulation in the mouse liver by activation of fatty acid synthesis. Hepatology, 2010, 52(4):1258-1265.

[23] 赵斐, 展玉涛. 他莫昔芬诱发非酒精性脂肪性肝病的研究进展. 现代药物与临床, 2015, 30(8):1041-1045.

[24] 唐武兵, 杨文, 伍楚蓉. 双环醇片预防乳腺癌化疗及内分泌治疗后并发脂肪肝的效果. 广东医学, 2014, 35(17):2753-2755.

[25] Timothy H, Quentin M, Christopher P D. Nonalcoholic fatty liver disease: New treatments. Curr Opin Gastroenterol, 2015, 31(3):175-183.

[26] Teli M R, James O F W, Burt A D, et al. The natural history of nonalcoholic fatty liver:A follow up study. Hepatology, 1995, 22:1714-1719.

第二章　肝的结构与功能

第一节　正常肝的结构与生理

一、正常肝的结构

肝是人体内最大的消化腺，也是最大的实质性脏器，呈红褐色，质地柔而脆。正常成年人的肝大部分位于右侧膈下和季肋深面，小部分达左上腹。肝的右下缘齐右肋缘；左下缘可在剑突下扪及，但一般在腹中线处不超过剑突与脐连线的中点。肝的位置可随呼吸和体位的不同而变化，立位和吸气时下降，卧位和呼气时回升。在前正中线其下界突出于剑突下 2～3cm，而与腹前壁相接触，故在此可触及肝下缘。在深吸气时，肝下缘下降，于右肋弓下缘也可触及。

肝的膈面和前面分别有左、右三角韧带，冠状韧带，镰状韧带和肝圆韧带，使其与膈肌及前腹壁固定。肝的脏面有肝胃韧带和肝十二指肠韧带，后者包含肝动脉、门静脉、神经、淋巴管和淋巴结，又称肝蒂。肝动脉、门静脉和肝总管在肝面横沟各自分出左、右干进入肝实质内，称为肝门或第一肝门。在肝实质内，肝动脉、门静脉和肝胆管的管道分布基本上一致，且共同被包裹在 Glisson 纤维鞘内。肝静脉是肝血液的流出管道，三条主要的肝静脉在肝后上方的静脉窝进入下腔静脉，称为第二肝门。有小部分肝的血液经数支肝短静脉流入肝后方的下腔静脉，称为第三肝门。根据肝内血管、胆管的分布规律，将肝分为左、右两半。左、右半肝又分成左外叶、左内叶、右前叶、右后叶和尾状叶；左外叶和右后叶又分成上、下两段，尾状叶也分成左、右两段。

肝包含实质与非实质细胞。肝多数由实质细胞（即肝细胞）组成，肝非实质细胞则由胆道上皮细胞、库普弗细胞、肝相关淋巴细胞、肝星状细胞及内皮细胞等组成。肝的显微结构表现为肝小叶，小叶中央是中央静脉，围绕该静脉为放射状排列的单层肝细胞索，肝细胞索之间为肝窦，肝窦的壁上附有库普弗细胞（具有吞噬能力，属于单核-吞噬细胞系统）。几个肝小叶之间有结缔组织组成的汇管区，其中有门静脉和肝动脉的小分支与胆管。肝窦实际上是肝的毛细血管网，一端与门静脉和肝动脉的小分支相通,另一端和中央静脉连接。在肝窦一面的肝细胞膜上具有很多微绒毛,伸向肝细胞膜与肝窦壁之间存在的狄氏(Disse)间隙内,主要起着与肝窦内血液之间进行物质交换的作用。胆管又分为胆小管和毛细胆管,后者即相邻的两个肝细胞接触面之间的管状间隙,其壁由肝细胞膜构成。

肝血供丰富,有双重血供,25%～30%来自肝动脉,70%～75%来自门静脉。肝动脉血液含氧高,供给肝40%～60%的需氧量,门静脉供应肝部分需氧量及来自肠道吸收的营养。肝的总血流量约占心排血量的1/4,正常可达到1500ml/min[1-4]。

二、肝的生理功能

(一)分泌胆汁

肝每日分泌胆汁600～1000ml,在胆囊中储存,经胆管流入十二指肠。胆汁是一种重要的消化液,可帮助脂肪消化、促进脂肪酸和脂溶性维生素(维生素A、维生素D、维生素E、维生素K)的吸收、加速铁和钙的吸收、刺激肠道蠕动、抑制肠道腐败菌的生长和繁殖、帮助排泄机体有害物质等。

(二)代谢营养物、灭活激素

食物消化后由肠道吸收的营养物质经门静脉系统进入肝"加工",在肝内代谢的物质主要有以下几种:

1. 糖类

肝是维持血中糖含量恒定的主要器官。肝能将糖类、蛋白质和脂肪转化为糖原,储存于肝内。当血糖减少时,又将糖原分解为葡萄糖,释放入血液。例如,在饥饿时,糖的供应不足,肝糖原储备减少,肝能通过糖异生作用促进糖原的生成。成人肝含糖原100～150g。

2. 蛋白质

在蛋白质代谢过程中,肝主要起合成、脱氨和转氨作用。蛋白质经消化分解为氨基酸而被吸收,在肝内再重新合成人体所需要的各种重要的蛋白质,如白蛋白、凝血酶原和纤维蛋白原等。肝损害严重时,就可出现低蛋白血症和凝血功能障碍。肝在血红蛋白代谢中也起重要作用,它能把经血液运来的间接胆红素转变为直接胆红素,由胆汁排入肠内。体内代谢产生的氨是对人体有毒的物质,肝能将大部分的氨合成尿素,经肾排出。肝细胞受损时,脱氨作用减退,血氨因此增高,当血中氨增多中毒时,可引起肝性脑病。肝细胞内有多种转氨酶,能将一种氨基酸转化为另一种氨基酸，以增加人体对不同食物的适应性。肝细胞受损而伴有细胞膜的变化时，转氨酶被释放至血液中，血内转氨酶升高。

3. 脂类

肝在脂肪代谢中起重要作用，并能维持体内各种脂质（包括磷脂和胆固醇）的恒定性，使之保持一定浓度和比例。肝能氧化脂肪酸，产生酮体，酮体可为肝外组织提供能量。

4. 维生素

肝内胡萝卜素酶能将胡萝卜素转化为维生素 A 并加以储存。肝还储存 B 族维生素、维生素 C、维生素 D、维生素 E 和维生素 K。

5. 激素

许多激素在肝内经过处理失去活性。肝对雌激素、神经垂体分泌的抗利尿激素等具有灭能作用；肾上腺皮质酮和醛固酮的中间代谢物大部分在肝内进行代谢。肝功能损害时灭能作用减退，体内的雌激素增多引起蜘蛛痣、肝掌及男性乳房发育等现象；抗利尿激素和醛固酮的增多，促使体内水和钠的潴留，引起水肿和腹水形成。

（三）凝血功能

肝除合成纤维蛋白原、凝血酶原外，还产生凝血因子Ⅴ、Ⅶ、Ⅷ、Ⅸ、Ⅹ、Ⅺ和Ⅻ。此外，储存在肝内的维生素 K 对凝血酶原和凝血因子Ⅶ、Ⅸ、Ⅹ的合成是不可缺少的。

（四）解毒作用

肝是人体主要的解毒器官。外来的或体内代谢产生的有害物质，在肝内主要通过单核-吞噬细胞系统进行吞噬及通过分解、氧化和结合等方式而成为无毒或溶解度较大的物质，再经胆汁或尿液排出体外。参与结合方式的主要是葡萄糖醛酸、甘氨酸等，与毒物结合后使之失去毒性或排出体外。某些生物碱，如吗啡可蓄积于肝，然后逐渐小批量释出，减轻中毒程度。

（五）吞噬或免疫作用

肝通过单核-吞噬细胞系统的库普弗细胞的吞噬消化作用，将细菌、抗原抗体复合物、色素和其他颗粒性物质从血液中清除。

（六）造血藏血作用

肝内有铁、铜、维生素 B_{12}、叶酸等造血元素，故间接参与造血。肝本身储备大量血液，在急性出血时及时输出，有一定调节血液循环的作用。

（七）再生能力

肝的再生能力和潜力很大。动物实验表明正常肝被切除 70%～80%后，仍可维持正常的生理功能，且能在约 6 周后修复生长到将近原来的重量。在人体，一般认为约需 1 年时间。但肝对缺氧非常敏感，在常温下阻断注入肝的血流超过一定的时限，将可能引起严重的血压下降和不可逆的肝细胞缺氧坏死。

（王 泽　朱远辉　刘自力　孔令泉）

第二节　肝与免疫

一、肝的免疫细胞

肝参与维持机体正常免疫功能的细胞包括多种类型，可以分为实质细胞及非实质细胞，前者即肝细胞，后者则主要包括肝窦内皮细胞、库普弗细胞（肝内巨噬细胞）、树突状细胞、调节性 T 细胞、Ito 细胞（贮脂细胞）及 Pit 细胞（大颗粒淋巴细胞）。肝细胞在肝清除中发挥重要作用，表现为肝细胞能接受并进一步降解被库普弗细胞降解的蛋白质。研究发现，肝细胞表面表达多种蛋白受体，可通过内吞作用将特定蛋白质转入胞内而被溶酶体降解，如唾液酸糖蛋白受体就可通过此种方式降解唾液酸糖蛋白及 IgG 抗体。此外，肝细胞还负责清除循环中的聚合 IgA 抗体，这对维持机体内环境的稳定具有重要作用。机体在受到各种炎性刺激后会导致某些血清蛋白质合成增加，而肝细胞就是这类血清蛋白的主要来源。在机体感染肝炎病毒的过程中，肝细胞因其表面表达 MHC-I 型受体而在外源性抗原处理及提呈过程中发挥作用。肝窦内皮细胞占肝非实质细胞的一半左右，其在病原体的识别、捕获和抗原提呈方面都有着重要作用。

库普弗细胞是人体组织内最多的巨噬细胞，占人体组织内所有巨噬细胞的 80%～90%，占肝非实质细胞的 20%左右。库普弗细胞主要来源于骨髓，但也可来源于脾脏及外周血，因其受巨噬细胞集落刺激因子的作用而定居于肝。这种细胞通过直接清除抗原和提呈抗原来维持机体正常的免疫功能。来自于肠道的大分子及微生物经由门静脉循环到肝，由库普弗细胞直接吞噬并清除。库普弗细胞可以通过表达 MHC-II 型受体介导 T 淋巴细胞免疫杀伤作用，其还可以通过分泌大量的细胞因子导致更为有效的免疫应答，这些因子包括 TNF-α、IFN-α、IFN-β、

IL-1及IL-6。树突状细胞也可于肝中被发现，因其成熟时伸出许多树突样或伪足样突起而得名。其最重要的功能即摄取、加工处理并提呈抗原，激发机体产生免疫应答，其抗原提呈能力随着发育成熟而逐步增强，但其摄取抗原的能力则逐渐减弱。有研究表明，树突状细胞在外周免疫的诱导、免疫记忆的维持及免疫应答调节中具有重要作用。调节性T细胞是具有免疫抑制功能的T细胞功能亚群，不同于Th1及Th2细胞，它具有免疫调节功能，在肝相关免疫性疾病的发生过程中具有重要作用，是近年来免疫学领域研究的重要内容。Ito细胞被认为是贮脂细胞，但其被细胞因子免疫激活后将发挥重要的免疫效应，在抗体炎症反应中，它们可转变为肌纤维样细胞，这些细胞在维持肝细胞正常功能方面具有至关重要的作用。Pit细胞是指胞质中存在颗粒的大单核细胞，已有研究发现其与循环淋巴细胞之间具有密切的联系。这些细胞表现出自然杀伤细胞的活性，拥有某种NK细胞表面标志物，其自然杀伤活性可由细胞因子介导，在抗肿瘤及抗病毒防御中发挥重要作用。

二、肝与天然免疫

天然免疫又被称为固有免疫，是指机体与生俱有的抵抗体外病原体侵袭、清除体内抗原性异物的防御能力。肝在机体天然免疫中具有重要作用，这与肝中的肝窦内皮细胞、库普弗细胞、NK细胞、NKT细胞、Pit细胞密切相关。

肝窦内皮细胞表达促进抗原摄取的分子，如甘露糖受体、清道夫受体，以此介导肝窦内大分子物质的清除，同时表达促进抗原提呈的分子，如MHC-Ⅰ/Ⅱ类分子及协同刺激分子CD40、CD80和CD86。库普弗细胞即肝中的单核/巨噬细胞，是天然免疫的执行者，是适应性免疫发挥作用前机体抵御病原性异物侵袭的重要机制。库普弗细胞吞噬清除病原体的过程包括趋化、黏附和酶解，病原体侵入机体后为静止的库普弗细胞提供活化信号，诱导其向应答部位集聚，随后病原体的抗原黏附在库普弗细胞表面，通过伪足将抗原包绕摄入体内形成吞噬体，最后吞噬体与溶酶体融合形成吞噬溶酶体，随即在多种水解酶的作用下对病原体进行消化，消化产物通过胞吐作用排出细胞外。

肝中存在NK细胞，以$CD56^+$细胞为主，其生物学功能包括杀伤肿瘤细胞、杀伤病毒感染的细胞、杀伤胞内寄生菌、杀伤真菌。NK细胞的识别包括"丢失自我"识别模式和"压力诱导"模式。NK细胞至少包含一种MHC-Ⅰ类分子抑制性受体，这些抑制性受体与MHC-Ⅰ类分子的结合可以抑制NK细胞的功能，一旦MHC分子缺失，抑制NK细胞杀伤功能的因素就此消失，NK由此被激活而发挥杀伤功能，该理论被称为"丢失自我"识别模式。在病毒感染、恶性转化、炎症或化学刺激条件下，热休克因子会促使MICA等分子表达，从而被NKG2D识别，激活 NK 细胞，此理论被称为"压力诱导"模式。NK 细胞活化涉及诸多识别信号的整合，主要包括识别受体和细胞因子受体两大类，两大类受体中又各自含有抑制性受体和活化性受体。当活化性受体的作用占主导地位时，就使 NK 细胞具有杀伤肿瘤或病原体的功能。

NKT 属于特殊 T 细胞亚群，细胞表面既有 T 细胞受体，又有 NK 细胞受体，肝中 T 细胞有近半数为此类型。研究表明，肝中的 NKT 细胞参与抵御细菌、病毒、真菌和原虫的感染，还具有抗肿瘤作用。此外，Pit 细胞也表现出自然杀伤细胞的活性，其自然杀伤活性可由细胞因子介导，在抗肿瘤及抗病毒中发挥重要的防御作用。

三、肝与获得性免疫

获得性免疫，又被称为适应性免疫或特异性免疫，是机体在长期与外源性病原微生物接触过程中，对特定抗原产生识别与后续效应，最终将其清除体外的防御功能。肝中的库普弗细胞、树突状细胞在机体获得性免疫中具有重要作用。

库普弗细胞因其能表达 MHC-Ⅱ类分子而被定义为专职的抗原提呈细胞，可以将抗原加工处理为具有免疫原性的小分子肽段，以 MHC-Ⅱ-抗原肽复合物的形式表达于其表面，为获得性免疫的 $CD4^+$ 和 $CD8^+$T 细胞活化提供第一信号。此外，库普弗细胞还通过 B7-1/2 等分子与 T 细胞表达的 CD28 等相互作用，产生共刺激信号，为 T 细胞活化提供第二信号，启动获得性免疫应答。

树突状细胞是人体内最强的专职抗原提呈细胞，定居在中央静脉和肝门区。一般将树突状细胞分为髓样树突状细胞和淋巴样树突状细胞两大类，前者可分泌 IL-12 诱导 Th1 细胞和细胞毒性 T 细胞免疫应答，而后者则诱导 Th2 细胞的免疫应答。树突状细胞在摄取抗原后分化成熟，膜表面高度表达 MHC 分子，协同刺激分子和黏附分子，MHC 分子与初始 T 细胞的表面抗原受体识别产生活化的第一信号，而树突状细胞和 T 细胞的协同刺激分子之间的作用则提供活化的第二信号。此外，肝细胞表达 MHC-Ⅰ型分子受体，该受体在将内源性抗原肽提呈给 T 淋巴细胞过程中起重要作用。

四、肝的免疫耐受

免疫耐受是指一定条件下机体免疫系统接触某种抗原刺激后所表现出的特异性免疫低应答或无应答状态。特征是机体再次接触同一抗原时，不发生可察见的免疫反应，但对其他抗原仍保持正常的免疫应答。

肝是一个天然免疫耐受器官，持续性表达或提呈肝中的抗原物质通常会诱发针对该抗原的系统性免疫耐受而非免疫应答，诸如肝移植、慢性嗜肝病毒感染、口服耐受等。肝诱导耐受的特性与其生理结构、细胞组成等密切相关。例如，肝的门静脉供血使其持续受到肠道来源的共生菌及食物代谢产物的刺激；肝窦内血液储量丰富，血流极其缓慢；肝免疫细胞组成呈天然免疫优势状态且分布有多种致耐受的抗原提呈细胞。这些特征为肝诱导免疫耐受提供了时间与空间基础，从而通过诱导免疫抑制细胞、免疫偏离、T 细胞无能及克隆清除等各种机制实现系统性的抗原特异性免疫耐受。研究表明，肝窦内皮细胞、库普弗细胞、肝星状细胞、树突状细胞、调节性 T 细胞及肝固有淋巴细胞与肝实质细胞相互作用，共同促进了易于诱导耐受的肝免疫环境的形成[5,6]。

五、肝细胞因子的免疫调节作用

肝因其特殊性可产生并分泌多种细胞因子，各种细胞因子在体内相互调节，从而维持机体免疫功能的稳定。TNF 可分为 TNF-α 和 TNF-β 两种，前者的主要作用是参与局部炎症反应及激活内皮细胞，其还可以促使 IL-6、IL-8 和一些黏附分子的释放，后者则具有杀伤作用并激活内皮细胞。IL 种类繁多，它们共同调节着肝及全身免疫反应。IL-1、IL-6、IL-8 属于促炎因子，IL-1 能刺激其他细胞因子和炎症介质产生，诱发抗原提呈细胞表面免疫分子的表达，促进 B 细胞的增生和分化。IL-6 能刺激肝细胞分泌急性期蛋白。IL-8 可活化中性粒细胞，对中性粒细胞具有很强的趋化作用，诱导其变形、脱颗粒和释放溶酶体等一系列反应。IL-4、IL-10 均是抗炎因子，均具有免疫抑制作用。IL-4 能够刺激 B 细胞生长，增强 B 细胞 MHC 类抗原表达，维持 Th2 细胞增殖，抑制 NK 细胞表达 CD69 和分泌 IFN-γ，以及抑制 NK 细胞和内皮细胞之间的黏附。IL-10 可以抑制多种细胞因子的产生，抑制中性粒细胞的激活及其黏附分子的表达，抑制 Th1 细胞增殖。IFN 是一类多功能细胞因子，IFN-α/β 在病毒感染时可迅速产生，诱导干扰病毒复制的蛋白质产生，增强 NK 细胞的杀伤功能并促进 NK 细胞分泌多种细胞因子，发挥其抗病毒作用。INF-γ 能激活单核/巨噬细胞，诱导多种细胞表达 MHC-Ⅰ/Ⅱ类分子而增强抗原提呈作用，并可促进 Th0 细胞向 Th1 细胞分化，诱导 IL-12 产生，协同促进 Th1 细胞增殖，但抑制 Th2 细胞生长。

库普弗细胞的免疫调节作用具有双相性，既可以促进免疫细胞的活化，也可以抑制免疫细胞的活化，主要由于其被激活程度及分泌产物的不同所致。库普弗细胞分泌的 IL-6、IL-12、IL-18、TNF-α 能够促进 T 细胞、B 细胞、NK 细胞的活化，而 IL-1β、IL-10 等因子则抑制 T 细胞和 NK 细胞的活化。还有研究发现，库普弗细胞还可通过改变其表面的膜分子表达水平来调节其功能状态,并因此对免疫系统的应答状态进行调节。

NK 细胞对巨噬细胞和 CTL 细胞(细胞毒性 T 淋巴细胞)均有调节作用,其对 NK-IFN-γ-Mφ-IL-12-NK 免疫网络具有重要调节作用,NK 细胞通过分泌 IFN-γ 维持 Th1 的优势状态,NK 细胞的存在决定着 CTL 前体细胞向成熟 CTL 细胞的分化,并且控制着记忆性 T 细胞的形成。

调节性 T 细胞多通过免疫抑制的形式调节免疫功能,可分为多种亚型,其中,$CD4^+CD25^+Tr$ 细胞可高表达 IL-2 受体的 α 链分子和转录因子 Foxp3,具有免疫无能和免疫抑制两大功能特征。Tr1 细胞则具有旁观者抑制效应和免疫记忆力。Th3 型 $CD4^+Tr$ 细胞主要分泌 TGF-β,对 Th1 和 Th2 细胞均具有抑制作用。

树突状细胞主要通过产生细胞因子调节机体的免疫应答,其可产生大量 IL-12 诱导 Th0 细胞分化为 Th1 细胞,后者产生 Th1 型细胞因子介导细胞免疫应答。其还可以通过分泌高水平 IL-4 诱导 Th0 细胞分化为 Th2 细胞,后者通过分泌 Th2 型细胞因子介导体液免疫应答。此外,树突状细胞还可以产生多种细胞因子调节免疫应答,包括 IL-1、IL-6、IL-18、IFN-γ、IFN-α、TNF-α 及多种趋化因子[7,8]。

(黄剑波)

第三节 肝细胞的凋亡、坏死与再生

一、细胞凋亡与坏死

肝是各种疾病常常侵袭的器官,代谢、中毒、微生物、循环障碍和肿瘤均可造成肝损害。肝细胞发生损伤的主要机制包括:①ATP 耗竭。研究发现缺氧或中毒性损伤均可导致 ATP 合成与消耗减少,细胞内许多代谢过程均需要 ATP 提供能量,包括跨膜转运蛋白和脂质合成、磷脂代谢过程中的脱酰基及再酰基化。ATP 耗竭可以导致细胞膜上的钠泵活性下降,细胞内外电解质失衡;可以导致细胞主要能量代谢方式由有氧代谢转变为糖酵解;可以导致钙泵活性下降,胞内钙离子浓度急剧升高,损伤很多细胞内成分;可以导致胞内合成蛋白质的细胞器如内质网遭到破坏,蛋白质合成下降,最终还可使线粒体和溶酶体膜破坏;可以导致蛋白质出现异常折叠,使细胞损伤或死亡。②线粒体损伤。表现为线粒体肿胀,嵴变短、稀疏甚至消失。线粒体损伤常导致线粒体内膜高导电性通道形成,影响线粒体膜势能的维持,最终影响线粒体氧化磷酸化。③膜渗透性的缺陷。可导致明显细胞膜损伤,液体和离子内流,蛋白质、酶和核酸流失,溶酶体膜损伤造成溶酶体酶泄漏和激活,导致细胞的酶解性破坏,细胞坏死。④细胞内钙的流入和钙内环境稳定的破坏,大量钙离子内流后可使多种酶活化而导致细胞坏死,另有研究表明细胞内钙离子浓度过高可引起线粒体渗透性升高及诱发细胞凋亡。⑤氧自由基积聚。自由基可导致生物膜的脂质过氧化,可损伤DNA,可使蛋白质与蛋白质的交联和蛋白质骨架氧化,或蛋白质断裂。

当损害因素达到特定程度时,肝细胞可发生凋亡或坏死。凋亡表现为单个肝细胞皱缩、胞质嗜酸,核可碎裂成几块,常见于肝炎。当肝被肝炎病毒感染时,受感染的细胞发生凋亡,伴随基因组DNA降解,整合于其中的病毒DNA也随之被破坏,因而阻止了病毒复制。发生凋亡的细胞,其表面的微绒毛消失,并逐步脱离与周围细胞接触。胞质脱水后胞膜迅速发生空泡化,细胞体积逐渐缩小,出现固缩。内质网不断扩张并与胞膜融合,形成膜表面的芽状突起,称为出芽。晚期核质高度浓缩融合成团,染色质集中分布在核膜的边缘,呈新月形或马蹄形分布,称为染色质边集。线粒体和溶酶体的形态结构变化不大。胞膜皱缩内陷,分割包裹胞质,形成泡状小体称为凋亡小体,这是凋亡细胞特征性的形态学改变。

从细胞受到凋亡诱导因素的作用到细胞凋亡大致可分为四个阶段:凋亡信号转导、凋亡相关基因激活、细胞凋亡的执行及凋亡细胞的清除。关于肝细胞凋亡的发生机制尚未被研究透彻,目前认为可能与以下因素相关:①氧化损伤。氧自由基化学性质活泼,破坏机体正常的氧化/还原动态平衡,造成生物大分子如核酸、蛋白质、脂质的氧化损伤,形成严重的氧化应激状态。②钙稳态失衡。在此条件下Ca^{2+}/Mg^{2+}依赖的核酸内切酶被激活从而降解DNA链,谷氨酰胺转移酶被激活促进凋亡小体形成,核转录因子被激活加速凋亡相关因子合成。各种诱导因素所引起的细胞凋亡均是钙依赖过程,凋亡发生时胞质内钙离子浓度显著上升,并在随后发生的凋亡改变中起关键作用。③线粒体损伤。线粒体功能改变在细胞凋亡的发生中起关键性作用,表现为抑制线粒体的三羧酸循环或呼吸链功能即可导致细胞凋亡,且在细胞核出现凋亡性改变之前,常有线粒体跨膜电位的降低。研究表明,阻止线粒体通透性的改变可以防止细胞凋亡。

肝细胞坏死表现为细胞肿胀,然后破裂、溶解、消失,仅留下些细胞碎屑。当肝受到缺血性损伤和药物或毒物损伤时,其坏死常为区带状分布,肝细胞坏死常在中心静脉周围,而子痫时则常出现在汇管区周围。肝细胞坏死可分为小叶内单个或少数几个肝细胞坏死,也被称为点状或灶状坏死,或坏死发生在汇管区周围的肝细胞和有炎症的汇管区之间,破坏肝小叶周围的界板,也被称为碎片状坏死或界面性肝炎。更为严重的肝细胞损伤可导致相邻肝小叶的肝细胞坏死,形成汇管区-汇管区、汇管区-小叶中心或小叶中心-小叶中心的连续的肝细胞坏死,也被称为桥接性坏死。甚至可以发生整个小叶或大部分肝的坏死,也被称为亚大块坏死或大块坏死。

二、肝细胞的再生

损伤造成机体部分细胞和组织丧失后,由损伤周围的同种细胞来修复,称为再生。肝细胞有活跃的再生能力,正常生理状态下,成熟的肝细胞处于高度分化静息状态,即 G_0 期,但在某些病理生理情况下如部分肝切除术后,肝细胞会表现出其强大的增殖和自我调控能力,大部分肝细胞会进入细胞增殖周期,当肝增大到接近原来大小时,肝细胞又转入静息状态[9-13]。

肝细胞再生是一个精确而有序的复杂过程,涉及多种细胞因子的调控及细胞之间、细胞与基质间的相互作用。肝细胞再生包括三个关键性阶段,即启动阶段、进展阶段及终止阶段。在启动阶段,肝细胞被 TNF-α、IL-6 协同刺激后即可由 G_0 期进入 G_1 期;在进展阶段,肝细胞接受肝细胞生长因子、血管内皮生长因子、TGF-α 等生长因子的调控刺激,进入细胞增殖周期;在终止阶段,肝细胞接受转化生长因子的调控,细胞生长停止。Taniguchi 等[14]对接受部分肝切除的大鼠注射外源性血管内皮性生长因子,结果发现肝细胞及肝窦内皮细胞的活性明显增强。

肝再生分为三种情况:①肝在部分切除后,通过肝细胞分裂增生,短期内就能使肝恢复原来的大小;②肝细胞坏死时,不论范围大小,只要肝小叶网状支架完整,从肝小叶周边区再生的肝细胞可沿支架延伸,恢复正常结构;③肝细胞坏死较广泛,肝小叶网状支架塌陷,网状纤维转化为胶原纤维,或者由于肝细胞反复坏死及炎症刺激,纤维组织大量增生,形成肝小叶内间隔,此时再生肝细胞难以恢复到原来的小叶结构,成为结构紊乱的肝细胞团,如肝硬化时的再生结节。

肝细胞再生的过程是一个复杂的生物学课题,近年来对肝细胞再生的研究进一步丰富了对肝的认识。

(黄剑波)

第四节 肝功能障碍

肝是人体内最大的腺体,由肝实质细胞(肝细胞)和非实质细胞组成,后者包括肝星状细胞(又称贮脂细胞)、窦内皮细胞、库普弗细胞、Pit 细胞等。肝具有分泌、排泄、合成、生物转化及免疫等多种功能,且其具有强大代偿功能及再生能力。各种致肝损伤因素作用于肝，可导致程度不等的功能障碍。如果致伤因素不能被消除，可进一步导致肝衰竭，临床上以肝肾综合征和肝性脑病为主要特征。

一、肝功能障碍的概念

肝在受到各种因素损伤如毒素、炎症、创伤及手术切除后，迅速表现出巨大的再生能力。肝再生是涉及多种效应细胞增殖反应的高度协调的过程，参与肝再生的细胞种类与肝损伤程度密切相关，包括以肝细胞为主的实质细胞再生和通过启动干细胞再生分化为肝细胞和胆管细胞，多种基因、细胞因子及肝微环境以不同的作用机制参与肝再生的动态调控过程。因此，只有当损伤因素足够强大且肝再生能力受到抑制的情况下才会发生肝功能障碍。例如，黄曲霉素能抑制肝细胞的有丝分裂，抑制肝再生。肝功能障碍发生后，机体可以出现黄疸、出血、继发性感染、肾功能障碍及肝性脑病等一系列临床综合征象，这在临床上即被称为肝功能障碍。如果病因得不到控制，肝功能障碍将进一步加重，晚期则表现为肝衰竭，临床上主要表现为肝性脑病、肝肾综合征及肝肺综合征。

二、肝功能障碍的病因

肝功能障碍是多种病因导致的一组临床综合征，不同国家和地区导致肝功能障碍的原因并不相同，在欧美等西方国家，肝功能障碍以药物损伤为主，而我国则以嗜肝病毒感染为主。如果将致肝损伤因素分类，可分为感染性与非感染性，感染性因素即嗜肝病毒感染，非感染性因素则包括先天/代谢性肝病和后天获得性肝病[11,15]。

嗜肝病毒感染主要包括甲型、乙型、丙型、戊型肝炎病毒单独或协同感染。其中，乙型肝炎发病率最高、危害最大。乙型肝炎病毒主要通过血液及母婴传播，主要流行于亚洲、非洲、南部欧洲和拉丁美洲等国家，在我国占肝衰竭病因的80%以上。人们对甲型肝炎病毒普遍易感，主要经粪-口途径感染，呈世界性流行和分布，人群感染率达90%以上。丙型肝炎病毒主要通过血液传播，呈全球分布，是欧美及日本等国家终末期肝病的主要原因。戊型肝炎病毒同甲型肝炎病毒类似，经消化道传播，世界各地均有发生，在发达国家发病率低，呈散发性流行。在发展中国家发病率相对较高，我国也有流行性发生。

药物及毒物性肝损伤是造成肝功能障碍的另一类主要原因，药物性肝损害可分为三种类型：细胞中毒型肝损害、肝内胆管淤积型肝损害及混合型肝损害。大部分药物性肝损伤预后较好，但也有部分患者呈暴发性肝坏死，最终导致肝衰竭，预后极差。国外文献报道，过量服用醋氨酚导致的肝毒性作用是欧美导致急性肝衰竭发病的主要原因。在我国，根据大量药物性肝损伤文献报道，中药（包括汤药和成药）占第一位原因，其主要通过本身毒性成分（如生物碱类、苷类、毒蛋白等）或免疫反应造成肝功能障碍。某些食物中毒，如毒蕈，装修建材中的甲醛、苯等有毒物质也可导致肝细胞损伤或坏死，发生急性肝功能障碍。

酒精性肝病在西方国家的发生率较高，由于长期饮酒（时间＞5年，乙醇摄入量：男性＞40g/d，女性＞20g/d）或短时间内大量摄入乙醇及其衍生物乙醛使肝细胞造成反复的脂肪变性、坏死和再生，最终形成中毒性肝损害。酒精性肝损伤与肝乙醇代谢产物的直接损伤和继发的免疫、炎性损伤有关：①乙醛与肝细胞内蛋白质分子共价结合引起肝细胞代谢障碍，乙醛的堆积使自由基生成过多、清除下降，细胞膜脂质过氧化损伤、线粒体功能下降，三酰甘油在肝内大量堆积；②慢性乙醇消耗导致肝细胞内谷胱甘肽含量下降，肝细胞变性坏死；③免疫损伤可能参与其中，临床数据表明酗酒者中20%~30%发展为肝纤维化或肝硬化，但与患者的乙醇摄入量无关。此外，研究还表明酗酒者对乙型、丙型肝炎病毒的易感性增强，而病毒感染又可进一步促进酒精性肝病的发展。

妊娠期间也易出现肝功能异常，妊娠高血压综合征简称妊高征，该病在孕妇中的发病率为5%~10%，严重时表现为溶血、转氨酶升高、血小板计数下降。尽管该病不易合并肝病变，但是一旦出现即预示病情严重，死亡率高，因此，需引起足够重视。妊高征重症患者的肝细胞由于周围血管痉挛缺氧，肝细胞内的线粒体所含的转氨酶升高。尸体解剖可见肝门静脉周围有局限性出血，纤维素沉积，肝细胞可有不同程度的缺血坏死，而妊高征患者肝活体组织检查基本正常，所以肝细胞大面积坏死是疾病的严重后果。此外，妊娠期合并病毒性肝炎也可导致肝功能障碍，妊娠期新陈代谢率高，营养物质消耗多，大量性激素需在肝代谢和灭活，且胎儿的代谢和解毒也需依靠母体肝，因此肝的负担较非孕期明显加重，对嗜肝病毒的易感性增强，国内外均有文献报道孕妇在感染HEV后死亡率明显高于普通人群。妊娠急性脂肪肝是少见但严重影响产妇并具有致死性的疾病，其特征为黄疸、凝血障碍、肝衰竭等表现及肝组织具有明显的脂肪浸润。肝细胞微泡脂肪浸润可导致急性肝衰竭，常伴有肾、胰、脑等多脏器的损害，出现凝血功能障碍和肝性脑病。妊娠期肝内胆汁淤积症也是妊娠期常见并发症，早期以皮肤瘙痒为首发症状，严重时可伴有黄疸，实验室检查表现为胆酸值升高。有学者对曾有妊娠期肝内胆汁淤积症的患者进行调查发现，该人群更易出现胆结石、胆囊炎、胰腺炎、丙型肝炎及非酒精性肝硬化，表明该病对随后出现的严重肝疾病具有提示作用。妊娠剧吐是妊娠早期并发症，表现为顽固性的严重呕吐，引起脱水、水电解质紊乱，长期饥饿导致机体动用脂肪组织功能，从而进一步形成酮体的聚集而引起代谢性酸中毒，具有上述症状的50%孕妇存在肝功能障碍。

多种遗传代谢性疾病可以导致肝功能障碍，严重者可进展为肝硬化、肝衰竭。目前研究已经明确与肝功能障碍相关的代谢性疾病有：①遗传性血色病，为人类白细胞抗原相关性遗传性疾病，在白种人群中最为常见，由于先天性铁代谢障碍导致体内铁过度蓄积于肝、心、胰等脏器的实质细胞，最终引起组织细胞坏死和损伤、纤维化和功能异常。该病所有患者均有肝大表现，约30%的患者并发肝细胞癌，肝衰竭或门静脉高压为死亡原因的患者约占25%。②Wilson病，多见于欧洲国家，亚太地区呈散发性。由铜代谢异常所引起的全身性疾病，肝功能障碍为其主要表现之一。过量的铜沉积于肝细胞内可导致肝细胞坏死、肝纤维化改变，坏死的肝细胞释放大量的铜可导致溶血。该病预后差，肝移植为最有效的治疗手段。③α-抗胰蛋白酶缺乏性肝病，可在任何年龄发病，但儿童多见，以肝硬化失代偿期症状为首发症状表现，多数发展为慢性肝衰竭。④其他代谢性疾病，包括原卟啉症、遗传性高胆红素血症、Gilbert综合征、Dubin-Johnson综合征、Rotor综合征、Crigler-Najjar综合征和遗传性酪氨酸血症。

自身免疫性肝病也是导致肝功能障碍的原因，包括：①自身免疫性肝炎，由于机体免疫系统对肝细胞抗原成分失去耐受性，产生自身抗体及反应性T细胞，患者可出现急性或亚急性肝衰竭；②原发性胆汁性肝硬化，进展缓慢，表现为小胆管狭窄、闭塞及消失，最后进展至肝硬化门静脉高压症及肝衰竭；③原发性肝硬化性胆管炎，表现为肝内外胆管弥漫性炎性狭窄，引起胆管闭塞、胆汁性肝硬化、门静脉高压，最终进展至肝衰竭。

最后，缺血缺氧在肝功能障碍中的作用也不容忽视，常见引起肝缺血缺氧的疾病主要有：①Budd-Chiari综合征，以肝小叶下静脉以上、右心房入口处以下肝静脉和肝段下腔静脉任何部位的阻塞为基本病变特点，出现肝淤血、出血、坏死、纤维化等病理变化，最终导致窦后性门静脉高压症的一组临床综合征；②肝小静脉闭塞病，是肝小叶中央静脉和小叶下静脉损伤导致管腔狭窄或闭塞而产生的肝内窦后性门静脉高压症，表现为黄疸、腹水，严重时可出现多器官功能衰竭；③其他，包括先天性门静脉狭窄、先天性海绵状血管瘤，多数以肝功能障碍为首发表现，但随着病情发展最终进展为肝衰竭。

三、肝细胞损伤的机制

各种致肝损伤因素作用于肝组织，均可引起程度不等的肝细胞损伤与肝功能障碍。肝细胞损伤是肝功能障碍发生的基础，肝细胞损伤的机制十分复杂，涉及缺氧性损伤、缺血/再灌注损伤、自由基与脂质过氧化作用、细胞因子与炎症介质的作用等。

（一）肝细胞的缺氧性损伤

肝组织缺氧时可以促使肝内皮细胞合成和释放内皮素，内皮素又可使内皮细胞收缩导致微循环障碍加剧肝组织的缺血缺氧。对于肝硬化合并门静脉高压的患者，因为肝血流量的下降、肝组织供氧量不足而引起肝细胞缺氧。缺氧性细胞损伤主要是细胞膜、线粒体及溶酶体的变化。

1. 细胞膜的损伤

细胞膜一般是细胞缺氧最早发生损伤的部位，由于细胞膜离子泵功能障碍、膜通透性增加、膜流动性下降和膜受体功能障碍，细胞膜电位将出现明显异常。①钠离子内流：缺氧时肝细胞的 ATP 供应减少，使钠泵功能障碍，钠离子不能外排而在胞内积聚，从而导致细胞内钠水潴留，细胞水肿。血管内皮细胞肿胀可堵塞微血管，加重组织缺氧。②钾离子外流：肝细胞损伤时细胞膜通透性增加，细胞内钾离子顺浓度差流出细胞，使钾离子在胞外浓度升高、在胞内浓度减低。钾离子对蛋白质等物质的合成非常重要，细胞内钾离子缺乏将影响合成代谢和酶的生成，进一步影响 ATP 生成及离子泵的功能。③钙离子内流：因细胞膜通透性增加，细胞外钙离子顺浓度差进入细胞内，使胞内钙离子浓度增加。此外，细胞膜钙泵和肌质网对钙离子的摄取均是需要水解 ATP 以提供能量的主动转运过程。缺氧时，ATP 生成减少，钙离子不能被有效地转运出细胞及被肌质网摄取，也造成了细胞内钙离子浓度增加。钙离子增加可激活磷脂酶以促进膜磷脂降解，进一步损伤细胞膜和细胞器膜，导致溶酶体内的水解酶大量释放。钙离子浓度增加可使线粒体过多地摄入钙离子，与线粒体内的磷酸根化合物结合，形成不溶性磷酸钙，抑制线粒体的呼吸功能，加重 ATP 生成不足。胞内钙离子增加还可以导致依赖钙离子的蛋白激酶活性增强，后者促进氧自由基生成，加剧对肝细胞的损伤。

2. 粒体的损伤

研究表明，细胞摄入的氧有 80%～90% 被用于在线粒体内氧化磷酸化以生产 ATP，仅 10%～20% 在线粒体外用于生物合成、降解及转化。缺氧不严重时，线粒体的呼吸功能可代偿性增加以维持足够的 ATP；缺氧严重时，首先影响线粒体的氧利用，神经介质的生成和生物转化过程也被抑制。当线粒体内的氧进一步降低时，其内的脱氢酶功能被显著抑制，ATP 生成进一步减少。如果缺氧情况不能得到改善，线粒体除功能障碍外，还可见结构损伤，表现为线粒体肿胀、嵴断裂崩解、钙盐沉积、外膜破裂和基质外溢。

3. 溶酶体的损伤

肝缺氧时因糖酵解增强使乳酸生成增多和脂肪氧化不全致酮体增多，导致酸中毒。酸中毒和钙超载可激活磷脂酶，分解膜磷脂，使溶酶体膜的稳定性降低、通透性增高，严重时溶酶体肿胀、破裂，溶酶体内蛋白水解酶大量逸出，进而导致细胞及其周围组织的溶解、坏死，溶酶体酶进入血液循环可破坏多种组织，造成广泛的细胞损伤。

（二）缺血/再灌注损伤

治疗遗传性和获得性肝疾病的肝移植、阻断血管的肝切除术等，可发生肝缺血/再灌注损伤。再灌注早期，内皮细胞和库普弗细胞肿胀，血管痉挛，白细胞陷落和肝窦血小板聚集，导致微循环障碍。库普弗细胞和中性粒细胞被激活，释放炎症介质和细胞因子，导致组织不可逆性损伤。表现为肝窦淤血、肝细胞质空泡形成和广泛坏死，库普弗细胞进行性变圆、起皱、偏极化、虫样外观、空泡形成和脱颗粒。缺血/再灌注损伤机制尚未彻底阐明，一般认为，自由基生成增多和细胞内钙超载是缺血/再灌注损伤的主要机制[16-19]。

1. 氧自由基生成增多的机制

自由基系指外层轨道上有单个不配对价电子的原子、原子团和分子的总称，又称游离基，以氧为中心的自由基称为氧自由基。氧自由基生成增多的机制包括四个方面。

（1）黄嘌呤氧化酶生成增多。黄嘌呤氧化酶系统是缺血/再灌注时活性氧产生的主要来源，其前身是黄嘌呤脱氢酶，两者主要存在于毛细血管内皮细胞内，均能催化次黄嘌呤转化为黄嘌呤。缺血时，细胞膜上的离子泵因供能障碍，钙离子进入细胞，激活钙离子依赖性蛋白水解酶，使正常时利用烟酰胺腺嘌呤二核苷酸为电子接受体的黄嘌呤脱氢酶大量转变成将氧作为底物的黄嘌呤氧化酶，同时消耗大量 ATP，导致嘌呤代谢产物次黄嘌呤和黄嘌呤在缺血组织大量堆积。再灌注时，大量分子氧随血液进入缺血组织，在黄嘌呤氧化酶催化次黄嘌呤转变为黄嘌呤并进而催化黄嘌呤转变为尿酸的两步反应中，都以分子氧为电子接受体，从而产生大量的 O_2^- 和 H_2O_2。

（2）中性粒细胞呼吸暴发。中性粒细胞在吞噬过程中，其摄取的氧绝大部分在含量丰富的 NADPH 氧化酶和 NADH 氧化酶的催化下接受电子生成氧自由基，用以杀灭病原微生物及异物。缺血/再灌注使补体和内皮细胞激活，产生 C3a、白三烯等趋化因子，吸引并激活中性粒细胞，使之摄取大量分子氧，通过呼吸暴发产生氧自由基。

（3）线粒体单电子还原增多。缺血/再灌注使 ATP 生成减少，钙离子经钙泵摄入肌质网减少，进入线粒体增多，使线粒体细胞色素氧化酶系统功能失调，以致进入细胞内的氧经 4 价还原形成水减少，经单电子还原而形成的氧自由基增多。同时，钙离子进入线粒体内，使过氧化氢酶和过氧化物酶活性下降，也导致氧自由基增多。

（4）儿茶酚胺自氧化增强。在缺血缺氧的应激刺激下，交感-肾上腺髓质系统分泌大量儿茶酚胺，后者在自氧化生成肾上腺素的过程中产生O_2^-。

2. 自由基的损伤作用

（1）生物膜脂质过氧化增强。大量自由基可引发生物膜多价不饱和脂肪酸均裂，形成脂性自由基和脂质过氧化，使膜受体、膜蛋白酶、离子通道的脂质微环境改变。

（2）细胞内钙离子超载。自由基引起细胞膜通透性增强，细胞外钙离子内流。线粒体膜的液态及流动性改变，导致线粒体功能障碍，ATP 生成减少，使肌质网钙泵失灵，不能将肌质网中过多钙离子泵出或摄入肌质网。

（3）DNA 断裂和染色体畸变。自由基对细胞的毒性作用主要表现为染色体畸变、核酸碱基改变或 DNA 断裂。

（4）蛋白质变性和酶活性减低。氧自由基和脂质过氧化物可攻击蛋白质形成蛋白质自由基，引起蛋白质分子肽链断裂，使酶活性中心的巯基氧化。这些改变导致蛋白质的变性和功能丧失。

3. 细胞内钙超载的机制

正常情况下，细胞内钙 44%存在于线粒体和内质网，游离钙仅占细胞内钙的很小一部分。机体生物膜不自由通透钙及转运系统调节，维持上述电化学梯度。细胞内钙超载的机制包括三个方面。

（1）钠钙交换异常。缺血后再灌注时迅速纠正缺血组织的酸中毒，会加重缺血/再灌注损伤。缺血时 ATP 供能减少，钠泵失灵，导致细胞内钠离子升高和细胞内酸中毒。再灌注时供能和 pH 恢复，细胞内外 pH 梯度差激活钠氢交换，使胞内钠离子进一步增多，激活钠钙交换蛋白，使细胞外钙离子大量内流。

（2）细胞膜通透性增高。细胞膜通透性增高，钙离子顺着化学梯度大量内流，导致细胞内钙超载。

（3）线粒体功能障碍。缺血/再灌注时产生大量氧自由基，可使线粒体膜流动性降低，氧化磷酸化障碍，ATP 生成减少，使质膜和肌质网膜的钙泵功能失灵，不能排出和摄取细胞质中过多的钙，致胞质内游离钙增加。

4. 钙超载引起再灌注损伤的机制

（1）线粒体功能障碍。再灌注时细胞内钙离子增加，线粒体摄取过程中消耗大量 ATP，同时进入线粒体的钙离子与磷酸根形成磷酸钙并沉积，干扰线粒体的氧化磷酸化，使 ATP 生成减少。

（2）激活钙依赖性降解酶。细胞内游离钙增加，使钙离子与钙调蛋白结合增多，进而激活多种钙依赖性降解酶，从而损伤肝细胞。

（3）促进氧自由基生成。钙超负荷使钙敏感蛋白水解酶活性增高，促使黄嘌呤脱氢酶转变为黄嘌呤氧化酶，使自由基生成增加。

（4）引起心律失常。再灌注时，通过钠钙交换形成一过性内向离子流，在心肌动作电位后形成短暂除极，持续钙离子内流，可形成动作电位的第二平台期，引发早期后除极或延迟后除极等。

（5）肌原纤维挛缩和细胞骨架破坏。再灌注时，重新获得能量并排出抑制心肌收缩的氢离子，加之细胞内游离钙增加，可使肌原纤维挛缩、断裂，超微结构出现收缩带，生物膜机械损伤，细胞骨架破坏。

（三）自由基与脂质过氧化作用

前面提到，肝细胞在缺血/再灌注时，氧自由基及其诱发的脂质过氧化物可引起剧烈的链式反应，产生几十种毒性分子和活性基团，再次诱导生成更多的氧自由基，继而加速加重肝细胞膜、细胞器、蛋白质及 DNA 的损伤。

1. 肝组织细胞中氧自由基的生成与清除

（1）肝组织细胞中氧自由基的生成。肝正常代谢过程和病理状况下，均存在活跃的自由基反应，可以产生大量的氧自由基。但肝疾病时，肝组织大量氧自由基堆积而不能得到有效清除。研究发现，以下情况均可导致肝内大量氧自由基堆积。缺血/再灌注诱发黄嘌呤氧化反应，病毒性肝炎、酒精性肝病、肿瘤及肝内脂代谢紊乱等均可致局部肝组织细胞变性坏死，造成局部缺血缺氧。当血流再灌注时，局部氧负荷增加，使细胞膜脂质过氧化，膜通透性增加，钙离子内流。细胞内钙离子浓度增加，从而引发黄嘌呤氧化反应，产生大量的氧自由基。肝组织内巨噬细胞被激活，免疫复合物、病毒颗粒等可激活巨噬细胞，使之发生"呼吸暴发"，产生大量氧自由基。局部微循环障碍，当肝细胞缺血坏死时，发生局部炎症反应，致使多形核白细胞聚集、破坏，产生花生四烯酸，继而损伤微循环内皮细胞，产生氧自由基。局部微循环障碍时，氧自由基经血中清除速度减慢，滞留时间延长。随着年龄增长，肝发生病变概率增加，且清除氧自由基的能力也随之下降。

（2）肝组织细胞中氧自由基的清除。肝组织中存在两种抗氧化系统，可清除氧自由基。第一种为特殊酶类，包括超氧化物歧化酶（SOD）、过氧化氢酶（CAT）

及谷胱甘肽过氧化物酶等；第二种为低分子化合物，包括维生素 E、巯基化合物、谷胱甘肽及硒等。

2. 氧自由基致肝细胞损伤的病理生理反应

（1）直接损伤氧自由基。肝损伤动物模型证实了其直接损伤作用，电镜下观察发现受损肝细胞膜表面有绒毛状破烂、球状突起及网孔形成；肝细胞内线粒体嵴膜消失，内质网呈空泡变性，胞质内出现髓样物质。

（2）局部微循环障碍。氧自由基介导与氧自由基的炎症反应可致肝组织微循环障碍。氧自由基致多形核白细胞聚集，并产生花生四烯酸，后者可使微循环内皮损伤，多形核白细胞产生的白介素 B_4 可趋化白细胞。氧自由基致局部微循环障碍时，加重组织的缺血缺氧，从而再次诱发产生更多的氧自由基，形成恶性循环。

（3）炎症-免疫反应。免疫复合物、活性补体可激活巨噬细胞发生"呼吸暴发"，生成 O_2^- 和 H_2O_2，引发局部炎症反应。多形核白细胞产生的花生四烯酸及脂质过氧化物（LPO）降解时生成的醛类物质也诱发局部炎症反应。氧自由基及 LPO 可使淋巴细胞膜通透性增加，ATP 酶活性下降，致 Ts 细胞功能下降，淋巴转化率降低，IL-2 下降。

（4）内毒素血症。患肝疾病时，氧自由基与 LPO 及其降解产物可致使肝清除内毒素能力下降。内毒素可激活肝内巨噬细胞，干扰线粒体呼吸链电子的传递，抑制 SOD、CAT 活性，促进脂质过氧化，从而加重肝细胞损伤。

3. 氧自由基致肝细胞损伤机制

氧自由基引起肝损伤的机制十分复杂，大致可分为三种情况。

（1）对生物膜的损伤。氧自由基可引起肝细胞膜、线粒体膜、微粒体膜及溶酶体膜发生脂质过氧化，产生 LPO。LPO 及其降解产物可进一步加重生物膜的损伤，破坏膜的稳定性和完整性，使其通透性增加，最终导致肝细胞的坏死。

（2）对酶的损伤。氧自由基及 LPO 可改变或灭活多种巯基酶的活性。钠钾泵酶活性下降，干扰细胞能量代谢，NADH、NADPH、细胞色素 P_{450} 氧化，使线粒体呼吸功能受损，SOD、CAT 活性下降。

（3）对 DNA 的损伤。氧自由基与核酸碱基或戊糖-磷酸反应，使后者改变或断裂，破坏核酸分子的完整性和构型。氧自由基至少可通过四种途径对 DNA 造成损伤：①破坏 DNA 分子上的氢键或改变其特殊密码；②改变 DNA 多聚酶特异位点；③改变合成 DNA 模板的结构；④使 DNA 多聚酶发生错误旋转。

（四）细胞因子与炎症介质的作用

1. 细胞因子

细胞因子是机体防御系统的主要部分，但产生过多也可损伤肝细胞，它既是免疫反应的产物，同时又可增强免疫反应，促进肝细胞损伤。从诱发的动物肝损伤模型中发现，TNF-α、IL-1、IL-6、IL-8 等细胞因子参与了肝细胞损伤。大量研究证明，TNF-α 可能是通过诱导脂类介质和多态介质的产生，导致其对肝细胞的损伤作用。

2. 炎症介质

炎症介质与细胞因子一样，具有致肝细胞损伤作用，近年来研究得知，与肝细胞损伤有密切关系的炎症介质有血小板活化因子及白三烯。

四、肝功能障碍

1. 物质代谢障碍

（1）糖代谢障碍：肝功能不全时，由于糖原合成障碍、糖异生能力下降及肝细胞坏死使肝糖原储备减少，患者空腹时易发生低血糖。另外，因糖原合成障碍，患者在饱餐后可出现持续时间较长的血糖升高，即糖耐量降低。

（2）脂类代谢障碍：肝功能不全时，由于胆汁分泌减少引起脂类吸收障碍，患者可出现脂肪泻、厌油腻食物等临床表现。当肝功能障碍时，由于磷脂及脂蛋白的合成减少使肝内脂肪输出障碍而出现脂肪肝。肝功能不全时，因胆固醇酯化发生障碍，往往使血浆胆固醇酯/胆固醇的比值下降；同时由于肝将胆固醇转化为胆汁酸的能力下降，使血浆胆固醇总量升高。

（3）蛋白质代谢障碍：肝功能不全时，特别是亚急性或慢性肝功能障碍，造成较长时间的蛋白质合成障碍，可导致血浆白蛋白浓度下降，出现血浆胶体渗透压降低，导致腹水形成，由于缺少造血原料导致贫血；凝血因子合成减少，造成出血倾向；应激时由于急性期反应蛋白的产生不足，使机体的防御功能下降。

（4）维生素代谢障碍：肝在维生素的吸收、储存和转化方面均起着重要作用。脂溶性维生素的吸收需要有胆汁酸盐的协助；肝还参与多种维生素的代谢过程。因此，微生物代谢障碍在肝功能不全时较为常见，尤其是维生素 A、维生素 K、维生素 D 的吸收、储存及转化异常，造成体内缺乏，患者分别出现暗适应障碍、出血倾向及骨质疏松等变化。

2. 激素代谢障碍

肝是许多激素的代谢场所，当肝功能不全时，必定造成内分泌功能紊乱，会出现一系列临床表现。胰岛素是经肝产生的特异性谷胱甘肽转氨酶水解而灭活，肝细胞损伤时，胰岛素降解障碍，引起高胰岛素血症，从而影响糖代谢，造成低血糖及糖耐量降低。性激素主要是在肝灭活，其中雄性激素在肝有两个主要代谢途径：①60%~70%的睾酮在肝降解后经尿排出；②睾酮经还原酶作用被还原为双氢睾酮和经芳香化酶作用转变为雌激素。因此，肝功能不全时，性激素灭活障碍，又因外周芳香化酶活性增高，使雄激素向雌激素转化增多，而导致体内雌激素水平明显增高。此时，女性患者可出现月经不调、闭经、不孕等；男性患者常有性欲减退、睾丸萎缩、乳房发育等表现。另外雌激素过多可引起小动脉扩张，肝功能障碍还使醛固酮及抗利尿激素灭活减弱，促进钠水潴留，对腹水的形成及加重起重要作用。

3. 胆汁代谢障碍

胆汁由肝细胞不断生成和分泌入肠道，肝功能不全时，可引起高胆红素血症和肝内胆汁淤积。

（1）高胆红素血症：肝功能不全时，肝细胞对胆红素的摄取、酯化及排泄功能障碍，出现高胆红素血症，患者常伴有皮肤、黏膜及内脏器官等黄染的临床表现，称为黄疸。

（2）肝内胆汁淤积：肝内胆汁淤积是指肝细胞对胆酸摄取、转运和排泄功能障碍，以致胆汁成分淤积肝内和反流入血，临床上常有黄疸、瘙痒等表现。由于胆汁分泌减少，使小肠内胆盐浓度下降，可引起脂肪和脂溶性维生素吸收不良；进入肠腔的具有抑制肠道细菌的胆汁减少，肠道细菌繁殖加快，使肠源性内毒素的吸收增多，发生内毒素血症等变化。肝内胆汁淤积的发生与以下多个胆汁代谢环节的功能障碍有关：肝细胞对胆汁酸的摄取、胆汁在肝细胞内的转运、胆小管的通透性及胆小管内微胶粒的形成等。

4. 凝血功能障碍

肝病引起的凝血功能障碍十分常见，其发生可能与以下因素有关：

（1）凝血因子合成下降：绝大多数凝血因子是在肝中合成的，其中多数还是维生素 K 依赖性凝血因子。当肝功能不全时，因维生素 K 的吸收、储存障碍使维生素 K 依赖的凝血因子明显减少。

（2）抗凝血因子减少：蛋白 C、抗凝血酶Ⅲ等抗凝血因子主要在肝中合成，肝功能障碍可使这些抗凝物质明显减少，导致凝血与抗凝血平衡失调。因此，在急性肝衰竭和少数失代偿性肝硬化时，易发生弥散性血管内凝血（DIC）。

(3) 纤溶蛋白溶解功能异常：肝病患者纤溶亢进发生机制可能是由于 α_2 抗纤溶酶生成减少，以及肝作为单核-吞噬细胞系统，清除纤溶酶原激活物的功能减退所致。

(4) 血小板数量及功能异常：临床上许多肝功能不全患者血小板数目明显减少，同时常伴有血小板功能障碍。其发生机制较为复杂，一般认为血小板的减少主要和骨髓抑制相关，脾功能亢进使其破坏加快，发生出血使其消耗过多。血小板功能异常主要表现为释放障碍、集聚性缺陷和收缩不良。

5. 生物转化功能障碍

体内生物活性物质在排出体外前，常需要对其进行生物转化，使它们转变为无毒或毒性小而水溶性较高的物质，以便从胆汁或尿中排出体外。肝功能不全时，由于其生物转化功能障碍，可造成上述物质在体内蓄积，从而影响机体的正常生理功能，如对胆红素的转化障碍会出现黄疸；若从肠道吸收的氨、胺类等毒性代谢产物不能在肝内进行生物转化而蓄积于体内，可引起中枢神经系统功能障碍，甚至发生肝性脑病。

6. 免疫功能障碍

肝具有重要的细胞和体液免疫功能，尤其作为消化系统的第二道防线，可清除经肠道进入体内的细菌、内毒素等有害物质，从而维持机体的环境稳定。当肝功能不全时，由于库普弗细胞功能障碍及补体水平下降，常常伴有免疫功能低下，易发生肠道细菌移位、内毒素血症及感染等。

7. 水、电解质及酸碱平衡紊乱

(1) 水肿：严重肝功能不全患者常有体液的异常积聚，被称为肝性水肿。早期主要表现为腹水形成，随着病情的进一步加重，可出现尿量减少，下肢水肿。肝性水肿的发生机制主要与下列因素有关：假小叶形成使肝静脉回流受阻、低蛋白血症使血浆胶体渗透压下降及醛固酮和抗利尿激素增多等。

(2) 低钠血症：肝功能不全时虽伴有高醛固酮血症，但低钠血症仍较常见，往往是病情危重的表现，若血钠浓度低于 125mmol/L，则提示预后不良。其发生原因可能如下：长期限盐饮食、钠摄入不足、抗利尿激素活性增加使肾小管及集合管对水重吸收增多，以及长期使用利尿药或大量放腹水导致钠盐丢失过多。

(3) 低钾血症：重症肝功能不全患者易发生低钾血症，主要是由于食欲不振、厌食等导致钾摄入不足及因醛固酮增多，经尿排钾增加所引起的。血钾降低，使细胞外氢离子进入细胞内，引起低钾性代谢性碱中毒，从而促进氨在肠道的吸收，诱发或加重肝性脑病。

（4）碱中毒：肝功能不全时常合并低氧、贫血及高氨血症，这些因素均可导致过度换气，从而引起呼吸性碱中毒。代谢性碱中毒发生的原因主要与尿素合成障碍使血氨升高，以及利尿药应用不当、低钾血症没有得到及时纠正等医源性因素有关。

8. 器官功能障碍

肝功能不全时，除引起上述复杂的多种代谢紊乱外，还常伴有全身各系统功能障碍的症状，其中中枢神经系统和泌尿系统的并发症最严重，称为肝衰竭的临床指征。

（黄剑波）

参 考 文 献

[1] 陈孝平. 外科学(上、下册). 2 版. 北京：人民卫生出版社, 2010.

[2] 陈孝平, 汪建平. 外科学. 8 版. 北京：人民卫生出版社, 2013.

[3] 郭应禄, 祝学光. 外科学. 北京：北京大学医学出版社, 2003.

[4] 姚泰. 生理学. 2 版. 北京：人民卫生出版社, 2010.

[5] 丁健科, 张栋梁, 肖博, 等. 肝作为免疫器官在移植耐受中的作用. 器官移植, 2015, 6(6):79-82.

[6] 曾筑天. 肝诱导系统性免疫耐受及其逆转研究. 合肥：中国科学技术大学博士学位论文, 2014.

[7] 陈杰, 李甘地, 文继舫, 等. 病理学. 北京:人民卫生出版社, 2010: 37-53, 270-275.

[8] 闫蕾, 赵彩彦. 肝——一个新的免疫器官. 国际内科学杂志, 2009, 36(4):206-210.

[9] 张杨, 韩德五. 肝细胞再生调控研究的现状与进展. 山西医科大学学报, 2006, 37(4): 428-432.

[10] 余贻汉, 杨道锋. 血管内皮生长因子与肝细胞再生的关系. 国外医学·流行病学传染病学分册, 2005, 32(1):51-53.

[11] 陈主初, 郭恒怡, 王树人, 等. 病理生理学. 北京:人民卫生出版社, 2005:24-33,152-164, 190-204, 321-342.

[12] 何维, 高晓明, 曹雪涛, 等. 医学免疫学. 北京:人民卫生出版社, 2005:139-300.

[13] 谭锦泉, 邓涛. 临床免疫学. 北京:科学出版社, 2004:278-282.

[14] Taniguchi E, Sakisaka S, Matsuo K, et al. Expression and role of vascular endothelial growth factor in liver regeneration after partial hepatectomy in rats. J HistochemCytochem, 2001, 49(1):121-129.

[15] 王慧芬, 辛绍杰. 肝衰竭诊治进展. 北京: 人民军医出版社, 2011:1-27.
[16] 陈图兴, 施瑞华, 吕秀珍, 等. 自由基清除剂和钙拮抗剂对肝细胞损伤和肝纤维化保护作用. 临床肝胆病杂志, 1994, 10(2):83-86.
[17] 诸燕珍. 氧自由基与病毒性肝炎关系的探讨. 实用中西医结合杂志, 1996, 9(2):76.
[18] 杨错, 刘玉兰, 张红梅. 肝细胞损伤机制及防治药物研究进展. 实用药物与临床, 2005, 8(6):44-46.
[19] 潘建秋, 蒲朝煜. 氧自由基与肝细胞损伤. 贵州医药, 2000, 24(12):756-759.

第三章 肝的生物化学

第一节 肝在物质代谢中的作用

肝在物质代谢中的作用主要体现在糖、脂类、蛋白质三大物质的代谢方面。

一、肝在糖代谢中的作用

肝在糖代谢中的主要作用是通过调节肝糖原合成与分解,以及糖异生的速度维持血糖恒定,确保全身各组织,尤其是大脑的能量供应,是调节血糖浓度恒定的主要器官。饱食后血糖浓度有升高趋势,肝利用血糖合成糖原,储存能量。肝糖原可达 75~100g,约占肝重的 5%;同时过多的糖在肝内还能转变为脂肪。此外肝还能够通过加速磷酸戊糖途径,增加血糖的去路,维持血糖恒定。相反,空腹时血糖浓度趋于降低,肝通过增强糖原分解,在其特有的葡萄糖-6-磷酸酶作用下将糖原分解成葡萄糖,补充血糖,维持血糖恒定。空腹 12h 左右肝糖原几乎耗尽,此时肝通过加强糖异生作用,把甘油、乳酸、氨基酸等非糖物质转变成葡萄糖,维持血糖的正常水平,保证脑等重要组织的能量供应。肝还能将果糖及半乳糖转化为葡萄糖,作为血糖的补充来源。肝细胞严重损伤时,肝调节血糖的能力下降,空腹时易发生低血糖,进食后又易出现短暂性高血糖。临床通过糖耐量试验,主要是半乳糖耐量试验和血乳酸测定可观察肝糖原生成及糖异生是否正常。

此外,肝细胞在糖代谢方面的功能还体现在三个方面:①通过磷酸戊糖途径生成磷酸核糖,为核酸合成提供原料。同时还为肝细胞合成脂肪酸、胆固醇提供还原型烟酰胺腺嘌呤二核苷酸磷酸(NADPH)。②加强糖原合成,避免过多消耗氨基酸,保证蛋白质合成,或转变成其他含氮生理活性物质。③通过糖醛酸途径生成 UDP-葡萄糖醛酸,为肝生物转化的结合反应提供葡萄糖醛酸,处理体内的非营养物质。肝储存糖原量有限,当大量葡萄糖进入肝时,可转化成脂肪或胆固醇,并与磷脂和各种载脂蛋白一起合成极低密度脂蛋白(VLDL)。肝细胞内糖容易转变为脂肪,因为肝是人体内将糖原转变成脂肪的主要场所。

二、肝在脂类代谢中的作用

肝在脂类的消化、吸收、分解、合成及运输等代谢方面均起着重要作用。肝分泌的胆汁酸可将食物中的脂类乳化，有助于脂类和脂溶性维生素的消化吸收。肝胆疾患时脂类消化吸收障碍，可出现厌油腻食物、脂肪泻等症状。肝也是脂肪酸、脂肪、胆固醇、磷脂等各种脂类和血浆脂蛋白合成的主要场所。人体内脂肪酸和脂肪主要在肝细胞合成，其合成能力是脂肪组织的9～10倍，合成后主要通过VLDL运输到全身，供其他组织利用。肝还是人体合成胆固醇能力最强的器官，占全身合成胆固醇总量的80%以上。在血液中肝合成的胆固醇主要以低密度脂蛋白（LDL）形式运输。肝细胞利用胆固醇转变成胆汁酸盐是体内胆固醇分解代谢的主要途径。合成胆汁酸还可以防止血胆固醇过高。肝还合成分泌卵磷脂-胆固醇酰基转移酶（LCAT），催化血液中游离的胆固醇酯化成胆固醇酯。肝也是合成磷脂和脂蛋白的重要器官，各种磷脂与其他脂类和载脂蛋白一起在肝内形成VLDL、高密度脂蛋白（HDL），将脂类运输至全身各组织。肝内磷脂合成与三酰甘油的合成和转运密切相关，肝功能受损，磷脂合成障碍，将致VLDL合成障碍，使肝内脂肪不能正常转运出肝，堆积形成脂肪肝。脂肪肝形成的另一个原因是肝内脂肪合成增加。脂肪酸氧化分解的主要场所在肝，肝细胞活跃的β-氧化为自身提供了充足的能量。肝还是人体合成酮体的主要场所，在空腹或饥饿状态下酮体是脑、心、肾、骨骼肌等肝外组织良好的能源。

三、肝在蛋白质代谢中的作用

肝内蛋白质代谢极为活跃，更新速度较快，半衰期为10天左右（肌肉蛋白质为180天）。肝除了能合成自身所需要的蛋白质，还合成和分泌90%以上的血浆蛋白，肝合成的蛋白质占机体蛋白质总量的15%。除γ-球蛋白外，几乎所有血浆蛋白，尤其是清蛋白、凝血因子、纤维蛋白原，以及Apo A、Apo B、Apo C、Apo E等多种载脂蛋白都在肝内合成。成人每日合成约12g清蛋白，占肝合成蛋白质总量的1/4。肝内合成清蛋白与其他分泌蛋白的合成过程相似，首先合成前清蛋白原，经翻译后修饰加工剪切掉信号肽，转变为清蛋白原，再进一步加工成由550个氨基酸组成、分子质量为69kDa的成熟清蛋白（albumin）。血浆清蛋白分子质量小、含量多，是维持血浆胶体渗透压的主要成分。严重肝功能损害患者常出现水肿，主要原因是清蛋白合成减少，血浆胶体渗透压不能维持。患者同时还会出现清蛋白与球蛋白比值（A/G）下降，甚至倒置，临床将其作为肝病诊断的辅助指标之一。患者凝血酶原等合成减少将出现凝血功能障碍，发生出血。肝癌细胞甲胎蛋白基因失去阻遏，血浆会出现甲胎蛋白，检测其含量有助于诊断肝癌。

在蛋白质分解代谢方面，肝重要的功能是将氨基酸分解代谢产生的氨合成尿素，即解氨毒。严重肝功能受损时，肝合成尿素障碍，血氨过高可导致发生肝性脑病。由于合成尿素消耗了呼吸性 H^+ 和 CO_2，故鸟氨酸循环不仅解除了氨的毒性，在维持机体酸碱平衡中还具有重要作用。肝也是胺类物质解毒的重要器官，肠道腐败作用产生的芳香胺类有毒物质吸收入血后主要在肝内进行生物转化。肝功能不全，或门静脉侧支循环形成时，这些芳香胺类物质可不经处理就进入神经组织，通过 β-羟化生成假神经递质苯乙醇胺和 β-羟酪胺，抑制脑细胞功能，促进肝性脑病的发生。血浆蛋白分解代谢也主要在肝中进行。肝细胞表面特异受体可识别铜蓝蛋白、$α_1$-抗胰蛋白酶等血浆蛋白质，再经胞饮作用吞入细胞，被溶酶体蛋白酶降解。

四、肝在维生素代谢中的作用

肝在维生素的吸收、储存、转化等方面都具有重要的作用。肝是体内储存维生素 A、K、E、B_{12} 等的主要场所，其中维生素 A 占体内总含量的 95%，因此用动物肝治疗夜盲症有较好疗效。肝还直接参与将 β-胡萝卜素（维生素 A 原）转变为维生素 A；将维生素 D_3 转变为 25-羟维生素 D_3；将维生素 B_2 转变成黄素单核苷酸（FMN）、黄素腺嘌呤二核苷酸（FAD）；维生素 PP 转变成 NAD^+、$NADP^+$；泛酸合成辅酶 A；维生素 B_6 合成磷酸吡哆醛；以及将维生素 B_1 合成硫胺素焦磷酸（TPP）等多种维生素参与组成的辅酶，在体内物质代谢中起着重要作用。严重肝病变会影响维生素 K 的利用，有出血倾向。

五、肝在激素代谢中的作用

激素发挥作用后降解或失去活性的过程称为激素的灭活。肝在激素代谢中的主要作用是参与激素的灭活和排泄，如雌激素、醛固酮可在肝内与葡萄糖醛酸或硫酸等结合而灭活；抗利尿激素可在肝内水解灭活。如果肝功能受损，肝对这些激素的灭活能力下降，使其体内水平升高，可出现男性乳房发育、肝掌、蜘蛛痣及水钠潴留等症状。多种蛋白质类、多肽类激素也主要在肝内灭活，如甲状腺素在肝细胞内经脱碘、去氨基，与葡萄糖醛酸结合而失去活性；在肝内胰岛素分子中二硫键断裂形成 A、B 两条链，再经胰岛素酶水解，严重肝病时其灭活作用减弱，可造成血胰岛素含量增高。

第二节 肝的生物转化作用

一、生物转化的概念

生物转化（biotransformation）是指机体将一些极性或水溶性较低、不容易排出体外的非营养物质进行化学转变，从而增加它们的极性或水溶性，使其易于排出体外的过程。能够进行生物转化的器官有肝、肾、胃、肠、肺、皮肤及胎盘等，其中肝是生物转化的重要器官。在肝细胞微粒体、胞液、线粒体等亚细胞部位存在丰富的生物转化酶类，能有效处理体内的非营养物质。人体内的非营养物质根据来源不同可分为内源性和外源性两大类。内源性非营养物质包括激素、神经递质等体内生理活性物质的代谢产物，以及氨、胆红素等代谢终产物。在日常生活中有许多非营养性物质进入人体。外源性非营养物质包括食入体内的药物、从肠道吸收的一些食品添加剂（色素、防腐剂等）。此外还有肠道下段细菌作用于未消化的蛋白质产生的腐败产物，如氨、吲哚、硫化氢等。这些非营养物质既不是构成组织细胞的原料，也不能氧化供能，往往水溶性差，难以排泄，需要先进行生物转化作用处理后增加其水溶性，机体才能将它们排出，同时生物转化也会改变其毒性或生理活性。

生物转化的重要生理意义在于有利于机体处理非营养物质。通过对非营养物质进行生物转化，使其生物学活性降低或丧失，同时增加了这些物质的溶解度，使之容易随胆汁、粪便或尿液排出。通过生物转化使非营养物质对机体的代谢和功能不造成影响，无疑对机体起着明显的保护作用，是生命体适应环境、赖以生存的有效措施。

二、生物转化的反应类型

生物转化的反应多样、复杂，包含多种化学反应类型。肝内生物转化主要有氧化、还原、水解与结合等反应类型。根据反应过程中是否有其他化合物参与，可将生物转化反应归纳为两相反应。第一相反应主要包括氧化、还原、水解三类反应，有些非营养物质经过一相反应后就能从排泄器官排出。另一些非营养物质经一相反应后水溶性仍然较差，必须与葡萄糖醛酸、硫酸等水溶性较强的物质结合，增加其溶解度才能排出体外，这些结合反应即为生物转化的第二相反应。体内各种非营养物质通过第一相、第二相反应的共同作用最终都能排出体外。

(一) 第一相反应——氧化、还原、水解反应

进入体内的大多数药物、毒物等可以通过肝细胞生物转化的第一相反应将其非极性基团转化为极性基团，利于排泄。

1. 氧化反应（oxidation）

氧化反应是生物转化第一相反应中最主要的反应类型，肝细胞线粒体、微粒体及胞液中均含有参与反应的各种氧化酶系。

（1）单加氧酶系：在生物转化的氧化反应中单加氧酶（monooxygenase）系占有重要的地位，其催化的反应可概括为：

$$RH + O_2 + NADPH + H^+ \longrightarrow ROH + NADP^+ + H_2O$$

单加氧酶系酶促反应的特点是能直接激活氧分子，使一个氧原子加到产物分子中，故称单加氧酶系。由于在反应中氧分子的一个氧原子加入到产物分子，生成羟基类化合物；另一个氧原子则使 NADPH 氧化生成水，即一分子氧发挥了两种功能，故此酶又称为混合功能氧化酶（mixed function oxidase）。单加氧酶系存在于肝细胞微粒体，故又称为微粒体单加氧酶系。此类反应还需要细胞色素 P_{450} 和 NADPH 参与。

单加氧酶系的主要生理意义是可参与多种药物和毒物的生物转化，使其羟化后增强药物或毒物的水溶性，利于排出体外。此外，单加氧酶系还参与了体内多种生物活性物质的羟化反应，如维生素 D_3 的 25 位羟化，才能转变成为具有生物活性的 $1,25-(OH)_2 D_3$，胆固醇转变成胆汁酸的多步羟化反应也由该酶系催化完成。参与生物转化的单加氧酶系特异性较差，可催化多种化合物进行氧化反应。苯巴比妥类药物可诱导单加氧酶系的合成，所以长期服用此类药物的患者对异戊巴比妥、氨基比林类药物的转化及耐受能力可同时增强。

（2）单胺氧化酶系：存在于肝细胞线粒体，属于黄素酶类。各种单胺氧化酶可催化胺类物质氧化脱氨生成相应的醛类化合物：

$$RCH_2NH_2 + O_2 + H_2O \longrightarrow RCHO + NH_3 + H_2O_2$$

肠道腐败作用产生的组胺、酪胺、尸胺、腐胺等胺类物质都可以经此类反应转化排出。

（3）脱氢酶系：肝细胞液含有以 NAD^+ 为辅酶的醇脱氢酶、醛脱氢酶，可分别催化细胞内醇或醛脱氢氧化成相应的醛或酸，最终可转变成 CO_2、H_2O。

$$CH_3CH_2OH \xrightarrow{\text{醇脱氢酶}} CH_3CHO \xrightarrow{\text{醛脱氢酶}} CH_3COOH \longrightarrow CO_2 + H_2O$$
$$\text{乙醇} \qquad\qquad \text{乙醛} \qquad\qquad \text{乙酸}$$

人体内 90%～98%的乙醇被直接运送到肝，通过醇脱氢酶氧化成乙醛，并进

一步氧化为乙酸。

肝内存在多种氧化乙醇的酶，主要是醇脱氢酶（alcohol dehydrogenase，ADH）和氧化其产物乙醛的醛脱氢酶（aldehyde dehydrogenase，ALDH），它们可转化多种非营养物质。人肝细胞醇脱氢酶是分子质量为 40kDa 的含锌结合蛋白，由两个亚基组成。人体内参与乙醇代谢的醇脱氢酶主要有 3 种：ADH-Ⅰ对醇反应的 K_m 为 0.1~1.0mmol/L，具有很高的亲和力；ADH-Ⅱ在乙醇浓度很高时才充分发挥作用（K_m 较高，34mmol/L），低乙醇浓度时其活性只有 ADH-Ⅰ的 10%；而 ADH-Ⅲ对乙醇的亲和力最小，K_m 更大（>1mol/L）。长期饮酒可使肝内质网增殖，大量饮酒或慢性乙醇中毒可启动微粒体乙醇氧化系统（microsomal ethanol oxidizing system，MEOS），使其活性增加 50%~100%，代谢乙醇总量的 50%。MEOS 是乙醇-P_{450} 单加氧酶，产物是乙醛，只有当血液乙醇浓度很高时才起作用。MEOS 可增加肝对氧和 NADPH 的消耗、催化脂质过氧化产生羟乙基自由基，同时使乙醇不能氧化利用，其产物羟乙基自由基可进一步促进脂质过氧化，造成肝损害。

人肝细胞内醛脱氢酶活性最高，有 3 种同工酶。人体内存在正常纯合子型、无活性纯合子、两者的杂合子 3 型 *ALDH* 基因，在亚洲三者分布比例是 45：10：45。无活性纯合子表现完全缺乏 ALDH 活性；杂合子型显示酶活性部分缺乏。当饮入少量乙醇（0.1g/kg 体重）时，无活性纯合子血中乙醛浓度明显升高，杂合子乙醛浓度升高不明显；当饮入乙醇中等量（0.8g/kg 体重）时，正常纯合子血中乙醛浓度升高不明显，无活性纯合子、杂合子两型人血中乙醛浓度都明显升高。亚洲有 30%~40%的人 *ALDH* 基因有变异；部分 ALDH 活性低下者可出现饮酒后乙醛在体内蓄积，引起血管扩张、面部潮红、心动过速、脉搏加快等反应。乙醛对人体有毒，人 ALDH 缺乏能引起肝损害。

2. 还原反应（reduction）

肝细胞微粒体存在的还原酶类主要有硝基还原酶类和偶氮还原酶类。硝基还原酶催化硝基苯多次加氢还原成苯胺，偶氮还原酶催化偶氮苯还原生成苯胺：

硝基苯 —硝基还原酶→ 亚硝基苯 —硝基还原酶→ 羟氨基苯 —硝基还原酶→ 苯胺

偶氮苯 —偶氮还原酶→ 二氢偶氮苯 —偶氮还原酶→ 苯胺

硝基还原酶类和偶氮还原酶类均属于黄素酶类，反应需要 NADPH 及还原型细胞色素 P_{450} 供氢，产物是胺。氯霉素、海洛因等少数物质能进行还原反应，此外催眠药三氯乙醛也可以经肝还原成三氯乙醇，从而失去催眠作用。

3. 水解反应（hydrolysis）

酯酶、酰胺酶及糖苷酶等是肝细胞微粒体和胞液含有的水解酶类，可分别催化各种脂类、酰胺类及糖苷类化合物分子中酯键、酰胺键及糖苷键水解。通过水解反应，这些物质的生物学活性减弱或丧失，但一般还需要其他生物转化反应进一步转化后才能排出体外，如异烟肼、乙酰水杨酸、普鲁卡因、利多卡因等药物的降解。

（二）第二相反应——结合反应

凡含有羟基、羧基或氨基的非营养物质，或在体内被氧化成含有羟基、羧基等功能基团的非营养物质均可在肝内进行结合反应（conjugation）处理。结合反应是体内最重要、最普遍的生物转化方式，可在肝细胞的微粒体、胞液和线粒体内进行。非营养物质在肝内与某种极性较强的物质结合，既增强了水溶性，同时又掩盖了分子原有的功能基团，一般具有解毒功能，且容易排出体外。某些非营养物质可直接进行结合反应，有些则需要先经生物转化的第一相反应后再进行结合反应。根据所结合的物质不同可将结合反应分为多种类型。

1. 葡萄糖醛酸结合反应

与葡萄糖醛酸结合是非营养物质生物转化最重要、最普遍的结合方式。参与结合反应的葡萄糖醛酸由糖醛酸循环产生，葡萄糖醛酸的活性供体为尿苷二磷酸葡萄糖醛酸（UDPGA）。在肝细胞微粒体 UDP-葡萄糖醛酸转移酶催化下，葡萄糖醛酸基被转移到醇、酚、胺、羧酸类化合物的羟基、氨基或羧基上形成相应的葡萄糖醛酸苷。类固醇激素、胆红素、氯霉素、吗啡、苯巴比妥类药物等均可通过此类结合反应进行生物转化。用肝泰乐（通用名：葡醛内酯）等葡萄糖醛酸类制剂治疗肝病的原理就是通过增强患者肝生物转化功能，达到多排泄非营养物质，治疗肝病的目的。

2. 硫酸结合反应

存在于肝细胞液的硫酸转移酶能催化活性硫酸供体 3'-磷酸腺苷-5'-磷酸硫酸（PAPS）中的硫酸根转移到类固醇、醇、酚或芳香胺等类非营养物质的羟基上，生成硫酸酯类化合物，使这些物质的水溶性增强，利于排出体外，如雌酮与硫酸结合而灭活：

雌酮 + PAPS $\xrightarrow{\text{硫酸转移酶}}$ 雌酮硫酸 + PAP

3. 谷胱甘肽结合反应

体内许多物质能与谷胱甘肽结合进行生物转化反应，如一些致癌物、抗癌药物、环境污染物等。谷胱甘肽结合反应是细胞自我保护的重要反应，由谷胱甘肽 S-转移酶（GST）催化完成。

黄曲霉素 B_1 + 谷胱甘肽 $\xrightarrow{\text{GST}}$ 谷胱甘肽结合产物

4. 乙酰基结合反应

在肝细胞乙酰基转移酶催化下，由乙酰 CoA 提供乙酰基，苯胺等芳香胺类化合物可乙酰化，生成相应的乙酰衍生物，如磺胺类药物、异烟肼（抗结核药）均可通过乙酰基结合反应失去药理作用。

氨苯磺胺 + 乙酰辅酶A $\xrightarrow{\text{乙酰转移酶}}$ 乙酰氨苯磺胺 + HSCoA

5. 甘氨酸结合反应

某些药物、毒物的羧基可与辅酶 A 结合形成酰基辅酶 A，后者再由酰基 CoA（CoASH）、氨基酸 N-酰基转移酶（NH_2CH_2COOH 转移酶）催化与甘氨酸结合生成相应的结合产物，如马尿酸的生成：

苯甲酸 $\xrightarrow{\text{CoASH}}$ 苯甲酰辅酶A $\xrightarrow{NH_2CH_2COOH}$ 马尿酸

6. 甲基结合反应

多种转甲基酶存在于肝细胞液及微粒体，可催化含有羟基、巯基或氨基的化合物甲基化，增强水溶性，如烟酰胺（维生素 PP）甲基化生成 N-甲基烟酰胺。甲基化反应的甲基供体是甲硫氨酸的活化形式 S-腺苷甲硫氨酸（SAM）。

$$烟酰胺 + SAM \longrightarrow N\text{-甲基烟酰胺} + S\text{-腺苷同型半胱氨酸}$$

肝细胞参与生物转化的酶类可总结于表 3-1。

表 3-1　肝细胞参与生物转化的酶类

酶类	亚细胞部位	辅酶或结合物
第一相反应		
氧化酶类		
细胞色素 P_{450}	内质网	NADPH、O_2
胺氧化酶	线粒体	黄素辅酶
脱氢酶类	线粒体或胞液	NAD
还原酶类	内质网	NADH 或 NADPH
水解酶类	胞液或内质网	
第二相反应		
转葡萄糖醛酸酶	内质网	UDPGA
转硫酸酶	胞液	PAPS
谷胱甘肽转移酶	胞液与内质网	GSH
乙酰转移酶	胞液	乙酰辅酶 A
酰基转移酶	线粒体	甘氨酸
甲基转移酶	胞液与线粒体	S-腺苷甲硫氨酸

体内生物转化反应有以下特点：

（1）连续性：一种物质往往需要几种生物转化反应连续进行才能达到转化的目的，如乙酰水杨酸往往先水解成水杨酸后再经结合反应才能排出体外。

（2）多样性：即同一种或同一类物质可以通过多种反应进行生物转化，如乙酰水杨酸可以经过水解反应进行生物转化，又可与葡萄糖醛酸或甘氨酸结合。

乙酰水杨酸 →(水解) 水杨酸 →(氧化) 羟基水杨酸 →(结合) β-葡萄糖醛酸苷 + UDP

（3）解毒和致毒性：一般情况下非营养物质经生物转化后其毒性均降低，甚至消失，所以曾将生物转化作用称为生理解毒。但少数物质经生物转化后毒性反而增强，或由无毒转变成有毒、有害物质。例如，香烟中苯并芘在体外无致癌作用，进入人体后经生物转化生成了 7,8-二羟-9,10-环氧-7,8,9,10-四氢苯并芘，后者可与 DNA 结合，诱发 DNA 突变而致癌，因此不能简单地将生物转化作用一概认为是解毒过程。

很多有毒物质进入人体后可迅速集中在肝内进行解毒，但肝内毒物聚集过多也容易使肝中毒。

三、影响生物转化作用的因素

体内外诸多因素都会影响和调节肝的生物转化作用，主要是年龄、疾病、药物、营养状况、性别、食物、遗传等因素。

1. 年龄

不同年龄的人群生物转化作用的能力有明显的差别。新生儿和儿童生物转化的能力比成人低。新生儿因肝生物转化酶系发育不全，对药物及毒物的转化能力弱，因此容易发生药物及毒素中毒。老年人因肝血流量和肾的廓清速率下降，使血浆药物的清除率降低，药物在体内的半衰期延长，常规剂量用药后可发生药物作用蓄积，药效增强，副作用也增大，如老年人对氨基比林、保泰松等药物的转化能力明显低于青壮年。所以临床上很多药物使用时都要求儿童和老人慎用或禁用，新生儿及老年人的用药量较青壮年少。

2. 疾病

肝是生物转化的主要器官，肝功能损伤将严重影响肝的生物转化作用。肝病变时，肝微粒体单加氧酶系、UDP-葡萄糖醛酸转移酶活性都显著降低。例如，严重肝病时微粒体单加氧酶系活性可降低 50%，此时肝血流量也减少，影响肝生物转化的功效。这一切都会使患者对许多药物及毒物的摄取、转化作用明显减弱，容易发生体内积蓄，造成中毒，因此对肝病患者用药要特别慎重。

3. 药物

许多药物或毒物可诱导参与生物转化酶的合成，使肝生物转化能力增强，此现象被称为药物代谢酶的诱导。例如，长期服用苯巴比妥可诱导肝微粒体单加氧酶系的合成，使机体对苯巴比妥类催眠药的转化能力增强，产生耐药性。另外在临床治疗过程中还可以利用药物的诱导作用增强对某些药物的代谢，达到解毒的目的，如服用地高辛的同时用少量苯巴比妥可以减少地高辛的中毒。苯巴比妥还可诱导肝微粒体 UDP-葡萄糖醛酸转移酶的合成，临床上用其治疗新生儿黄疸，以增加机体对游离胆红素的生物转化能力，减少高胆红素的毒性。由于多种物质在体内的生物转化常由同一酶系催化，当同时服用多种药物时可出现竞争，使各种药物生物转化作用相互抑制，所以同时服用多种药物时应注意。例如，保泰松可抑制双香豆素类药物的代谢，当两者同时服用时保泰松可使双香豆素的抗凝作用加强，易发生出血现象。

4. 营养状态

摄入蛋白质可以增加肝重量和肝细胞酶整体活性，提高肝生物转化的效率。饥饿数天（7 天）肝谷胱甘肽 S-转移酶（GST）参加的生物转化反应降低，其作用受到明显的影响。大量饮酒，因乙醇氧化为乙醛、乙酸，再进一步氧化成乙酰辅酶 A，产生 NADH，使细胞内 NAD/NADH 值降低，从而减少 UDP-葡萄糖转变成 UDP-葡萄糖醛酸，影响肝内葡萄糖醛酸参与的结合反应。

5. 性别

对某些非营养物质的生物转化作用存在明显的性别差异。例如，女性体内醇脱氢酶活性常高于男性，女性对乙醇的代谢处理能力比男性强。氨基比林在女性体内半衰期是 10.3h，而男性则需要 13.4h，说明女性对氨基比林的转化能力比男性强。晚期妊娠妇女体内许多生物转化酶活性都下降，故生物转化能力普遍降低，而妊娠期妇女清除抗癫痫药的能力则是升高的。

6. 食物

不同食物对生物转化酶活性的影响不同，有的可以诱导生物转化酶系的合成，有的则能抑制生物转化酶系的活性。例如，烧烤食物、萝卜等含有微粒体单加氧酶系诱导物；食物中黄酮类成分可抑制单加氧酶系活性；葡萄、柚汁可抑制细胞色素 P_{450} 3A4 的活性，通过避免黄曲霉素 B_1 激活起抗肿瘤作用。

7. 遗传

由于生物转化存在明显的个体差异，所以同一物质不同人的转化速度可以不同。例如，对异喹胍 4-羟化存在强代谢与弱代谢两型人群，弱代谢型人群可能是肝内基因突变，与 CYP2D6 缺乏有关。

第三节 胆汁与胆汁酸的代谢

一、胆汁

胆汁（bile）是肝细胞分泌的黄色液体，经肝胆管进入胆囊储存，胆囊将其浓缩后，再经胆总管排泄至十二指肠，参与食物消化和吸收。正常成人每天分泌胆汁 300～700ml。肝细胞刚分泌出的胆汁称为肝胆汁，呈金黄色，清澈透明，有黏性和苦味。在胆囊中肝胆汁部分水和其他成分被吸收，并掺入黏液，使胆汁的密度增大，浓缩成为胆囊胆汁，颜色加深为棕绿色或暗褐色。胆汁的固体成分主要是胆汁酸盐，此外还有胆固醇、胆色素等代谢产物和药物、毒物、重金属盐等排泄物（表 3-2）。肝细胞分泌胆汁具有双重功能：既作为消化液促进脂类消化和吸收，又是排泄液，能将胆红素等代谢产物排入肠腔，随粪便排出体外。

表 3-2 正常人胆汁的化学组成

项目	肝胆汁	胆囊胆汁
比重（g/ml）	1.009～1.013	1.026～1.032
pH	7.1～8.5	6.9～7.7
水（%）	96～97	80～86
总固体（%）	3～4	14～20
胆汁酸盐（%）	0.2～2	1.5～10
胆色素（%）	0.05～0.17	0.2～1.5
无机盐（%）	0.2～0.8	0.5～1.1
黏蛋白（%）	0.1～0.9	1～4
总脂类（%）	0.1～0.5	1.8～4.7
胆固醇（%）	0.05～0.17	0.2～0.9
磷脂（%）	0.05～0.08	0.2～0.5

二、胆汁酸代谢

（一）胆汁酸分类

胆汁酸是肝细胞以胆固醇为原料，经过复杂的化学反应转变生成的 24 碳类固醇化合物，是胆固醇在体内主要的代谢产物。正常人胆汁中胆汁酸（bile acid）按结构分为游离胆汁酸（free bile acid）和结合胆汁酸（conjugated bile acid）两大类。游离胆汁酸包括胆酸、鹅脱氧胆酸、脱氧胆酸和少量石胆酸四种。游离胆汁酸 24 位羧基分别与甘氨酸或牛磺酸结合就生成各种结合胆汁酸，主要有甘氨胆酸、牛磺胆酸、甘氨鹅脱氧胆酸及牛磺鹅脱氧胆酸等。结合胆汁酸的水溶性较游离胆汁酸大，在有酸或 Ca^{2+} 存在的情况下更稳定，不容易沉淀。根据来源可将胆汁酸分为初级胆汁酸（primary bile acid）和次级胆汁酸（secondary bile acid）两大类。肝细胞以胆固醇为原料直接合成的胆汁酸称为初级胆汁酸，包括胆酸和鹅脱氧胆酸两类，以及它们分别与甘氨酸或牛磺酸结合所形成的甘氨胆酸、牛磺胆酸、甘氨鹅脱氧胆酸及牛磺鹅脱氧胆酸四种结合型胆汁酸。初级胆汁酸在肠道被细菌作用，第 7 位 α-羟基脱氧所生成的胆汁酸称为次级胆汁酸，包括胆酸脱氧所生成的脱氧胆酸和鹅脱氧胆酸脱氧所生成的石胆酸两类。人胆汁以结合型胆汁酸为主，成人胆汁甘氨胆酸与牛磺胆酸的比例为 3∶1，且初级胆汁酸和次级胆汁酸都能与钠或钾离子结合形成胆汁酸盐，简称为胆盐（bile salt）。胆酸和鹅脱氧胆酸都是胆烷酸衍生物，两者的差别是含羟基数不同，胆酸在 3 位、7 位、12 位有 3 个 α-羟基，鹅脱氧胆酸则只在 3 位、7 位有 2 个 α-羟基。所有次级胆汁酸（脱氧胆酸和石胆酸）的 7 位碳上均不再有羟基。各种胆汁酸的结构见图 3-1、图 3-2。肝细胞将胆固醇转变成胆汁酸是体内排泄胆固醇的重要途径。

（二）胆汁酸代谢

1.初级胆汁酸的生成

肝细胞微粒体将胆固醇转变为初级胆汁酸（图 3-1）的过程很复杂，需要经过羟化、侧链氧化、异构化、加水等多步酶促反应才能完成。①羟化反应。胆固醇首先在 7α-羟化酶催化下转变为 7α-羟胆固醇，再羟化 12 位碳。②侧链氧化。27 碳的胆固醇经过断裂可生成含 24 个碳的胆烷酰 CoA，反应需要辅酶 A 和 ATP。③异构化。胆固醇第 3 位 β-羟基经差向异构反应转变为 α-羟基。④加水。通过加水水解辅酶 A，形成胆酸与鹅脱氧胆酸。

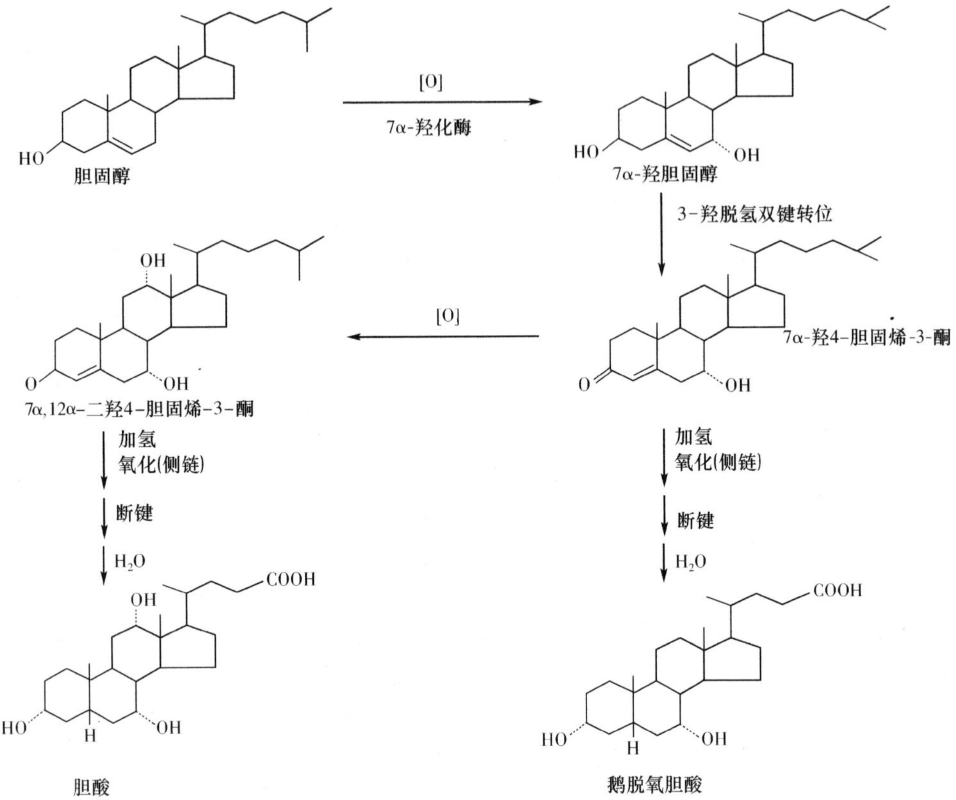

图 3-1 初级胆汁酸生成的基本步骤

胆固醇首先经过多步酶促反应生成初级游离胆汁酸——胆酸和鹅脱氧胆酸，两种游离胆汁酸再分别与甘氨酸或牛磺酸结合，形成甘氨胆酸、牛磺胆酸、甘氨鹅脱氧胆酸及牛磺鹅脱氧胆酸四种结合型初级胆汁酸（图 3-2）。

7α-羟化酶是胆汁酸合成途径的限速酶，属微粒体单加氧酶系，受胆汁酸浓度负反馈调节。甲状腺素可促进 7α-羟化酶的 mRNA 合成，从转录水平调节胆汁酸的合成。甲状腺素还可通过激活胆汁酸侧链氧化酶系，加速初级胆汁酸的合成，所以甲状腺功能亢进症患者常表现血清胆固醇浓度偏低，甲状腺功能减退症患者则呈现血清胆固醇偏高。维生素 C 能促进这步羟化反应。

2.次级胆汁酸的生成和胆汁酸肠肝循环

随胆汁分泌进入肠道的初级胆汁酸在协助脂类消化吸收的同时，在肠道下段受细菌作用，部分结合胆汁酸先水解脱去甘氨酸或牛磺酸转变成游离胆汁酸，再脱去 7 位 α-羟基转变成次级胆汁酸（图 3-3），即胆酸转化为脱氧胆酸，鹅脱

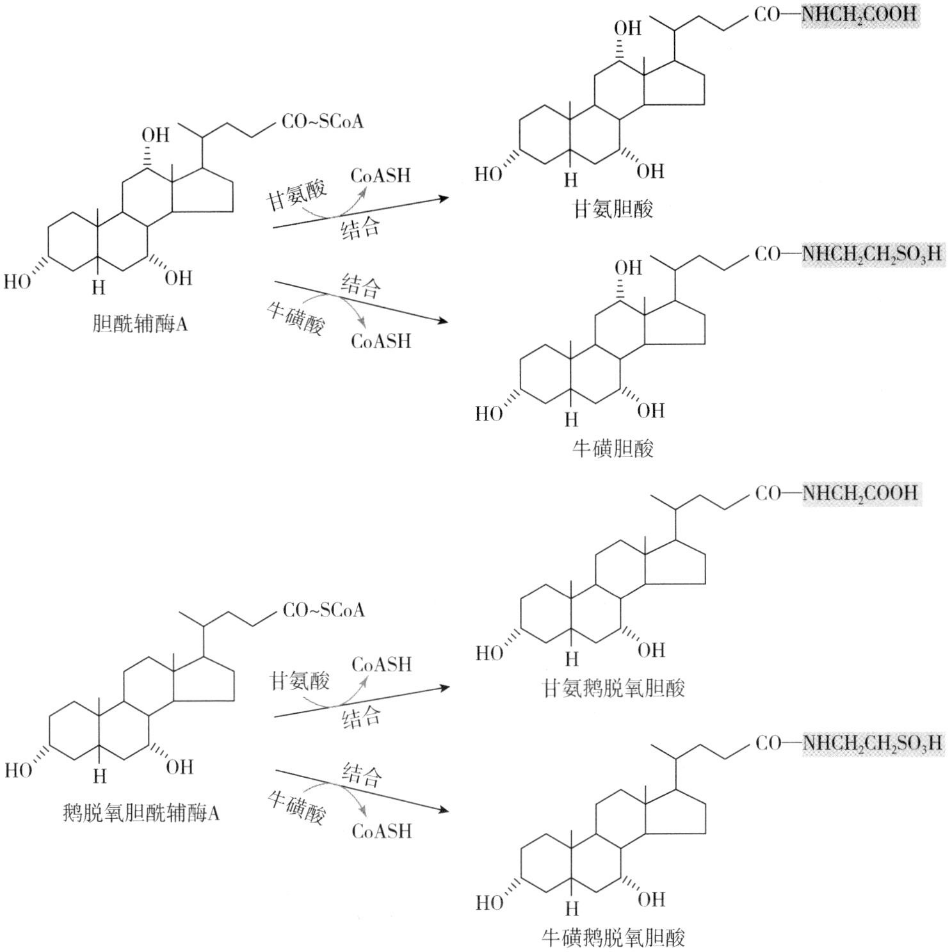

图 3-2 结合胆汁酸的生成

氧胆酸转化为石胆酸。次级游离胆汁酸可重吸收入血，经血液循环回到肝，再与甘氨酸或牛磺酸结合形成结合型次级胆汁酸，也可再转变成初级游离或结合胆汁酸。

进入肠道的各种胆汁酸约 95% 被肠壁重吸收进入血液，肠道重吸收的初级、次级胆汁酸，结合型与游离型胆汁酸均可经门静脉回到肝。结合型胆汁酸主要在回肠以主动转运方式重吸收，游离型胆汁酸则在小肠各部位及大肠经被动重吸收方式进入肝。重吸收进入肝的游离胆汁酸可重新转变为结合胆汁酸，并同新合成的胆汁酸一起随胆汁再排入十二指肠，此过程称为胆汁酸肠肝循环（图 3-4）。

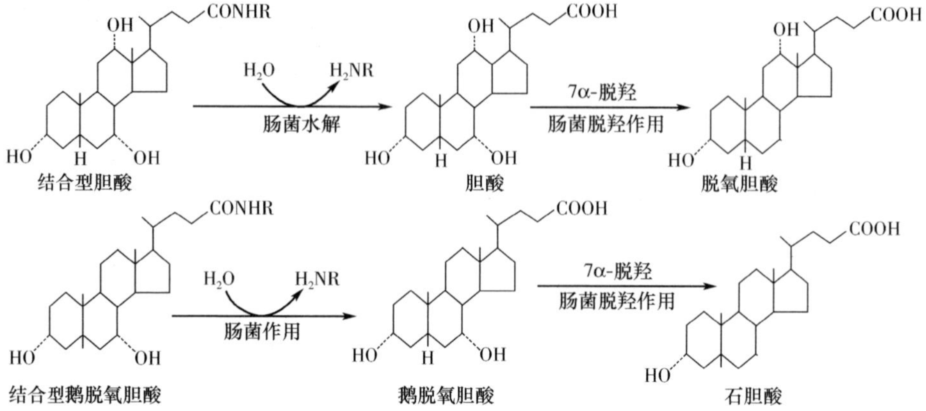

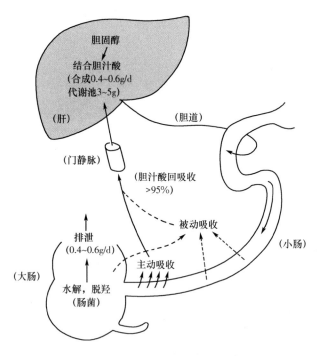

图 3-3 次级胆汁酸的生成

图 3-4 胆汁酸肠肝循环

胆汁酸肠肝循环的生理意义在于使有限的胆汁酸反复利用,满足机体对胆汁酸的需要。人体每天需要 16~32g 胆汁酸乳化脂类,而正常人体胆汁酸代谢池仅有 3~5g,供需矛盾十分突出。机体依靠每餐后进行 2~4 次胆汁酸肠肝循环,弥补了胆汁酸合成量不足,使胆汁酸代谢池有限的胆汁酸能够发挥最大限度乳化脂质的作用，以维持脂类食物消化吸收的正常进行，故胆汁酸肠肝循环具有重要的生理意义。若因腹泻或回肠大部切除等原因破坏了胆汁酸肠肝循环，一方面会影响脂类的消化吸收；另一方面胆汁中胆固醇含量相对增高，处于饱和状态，极易形成胆固醇结石。

（三）胆汁酸的生理功能

1. 促进脂类消化吸收

胆汁酸分子既含有亲水的羟基、羧基或磺酸基，又含有疏水的羟核和甲基。两类性质不同的基团恰恰位于胆汁酸环戊烷多氢菲核的两侧，使胆汁酸立体构型既具有亲水侧面，赋予胆汁酸的亲水性，又具有疏水侧面，赋予胆汁酸的亲脂性（图 3-5），是较强的表面活性剂，能在油水界面降低表面张力，促进脂类乳化成 3～10μm 的细小微团，增加脂类与脂酶及肠壁的接触面积，加速脂类消化吸收。

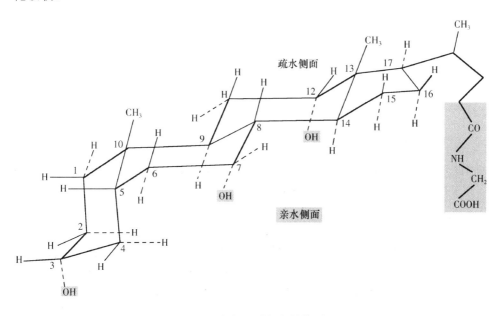

图 3-5 甘氨胆酸的立体构型

2. 防止胆结石生成

胆固醇难溶于水，在浓缩后的胆囊胆汁中容易沉淀析出。胆汁中的胆汁酸盐和卵磷脂可使胆固醇分散形成可溶性微团，使之不易结晶沉淀，故胆汁酸有防止胆结石生成的作用。如果肝合成胆汁酸能力下降、排入胆汁的胆固醇过多（高胆固醇血症)、消化道丢失过多胆汁酸、胆汁酸肠肝循环减少等均可造成胆汁中胆汁酸、卵磷脂与胆固醇的比例下降(小于 10∶1,正常可高达 2∶1),易发生胆固醇沉淀析出形成胆结石。不同胆汁酸对结石形成的作用不同,鹅脱氧胆酸可使胆固醇结石溶解,而胆酸及脱氧胆酸则无此作用。临床常用鹅脱氧胆酸及熊去氧胆酸治疗胆固醇结石。

第四节　胆色素代谢与黄疸

胆色素(bile pigment)是体内血红蛋白、肌红蛋白、细胞色素类、过氧化氢酶及过氧化物酶等铁卟啉化合物分解代谢的终产物,包括胆绿素(biliverdin)、胆红素(bilirubin)、胆素原(bilinogen)及胆素(bilin)等。胆色素代谢主要是指胆红素代谢,肝在胆色素代谢中起着重要作用。胆红素呈金黄色,是胆汁的主要色素。近年来发现胆红素具有抗氧化作用,可抑制亚油酸和磷脂的氧化,其作用甚至优于维生素 E。

一、胆红素的生成与转运

(一)胆红素的生成

体内各种铁卟啉化合物在肝、脾、骨髓等组织代谢中产生胆红素,成人每天可产生 250～350mg,其中大约 80%由衰老红细胞释放的血红蛋白分解产生,小部分来自造血过程中红细胞过早破坏的血红蛋白降解,仅少量胆红素由肌红蛋白、细胞色素类、过氧化氢酶及过氧化物酶等非血红蛋白铁卟啉化合物分解代谢产生。体内红细胞不断更新,正常人红细胞寿命约 120 天。衰老红细胞由于细胞膜的变化,被肝、脾、骨髓组织中单核-吞噬细胞识别并吞噬破坏,释放出血红蛋白。血红蛋白再分解为珠蛋白和血红素,其中珠蛋白可分解为氨基酸供组织细胞再利用,或参与体内氨基酸代谢;而血红素则由吞噬细胞内微粒体血红素加氧酶(heme oxygenase,HO)催化形成胆绿素,释放出 CO 和 Fe^{3+}。Fe^{3+}可被细胞再利用,CO 则可排出体外。胆绿素进一步在胞液胆绿素还原酶(辅酶为 NADPH)催化下迅速还原为胆红素(图 3-6)。由于体内胆绿素还原酶活性较高,一般不会发生胆绿素堆积,会进入血液。

血红素加氧酶是胆红素生成的限速酶,所催化的反应需要 O_2 和 NADPH,并受底物血红素的诱导,同时血红素又有活化分子氧的作用。用 X 线衍射分析胆红素，可见其分子内形成了 6 个氢键，使整个分子卷曲成稳定的构象。由于极性基团封闭在分子内部，因此胆红素是亲脂、疏水的化合物（图 3-6）。

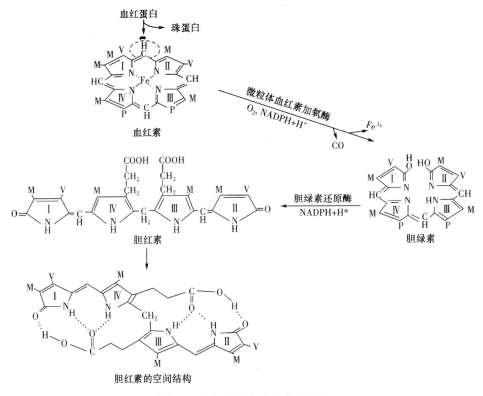

图 3-6 胆红素的生成及空间构型

（二）胆红素的运输

在生理 pH 条件下单核-吞噬细胞系统生成的胆红素是难溶于水的脂溶性有毒物质，能自由透过细胞膜进入血液。在血液中，胆红素主要与血浆清蛋白（小部分与 α1-球蛋白）结合形成胆红素-清蛋白复合物运输。胆红素-清蛋白复合物水溶性增加，便于运输；同时也限制了胆红素自由透过各种生物膜，减少其对组织细胞的毒性作用。胆红素-清蛋白不能透过肾小球基底膜，即使血浆胆红素含量增加，尿液检测也是阴性。胆红素-清蛋白中的胆红素仍然为游离胆红素，又称为未结合胆红素、血胆红素。

正常人血浆胆红素含量为 3.4~17.1μmol/L（0.2~1mg/dl）。由于每分子清蛋白可结合两分子胆红素，100ml 血浆中的清蛋白能结合 25mg 胆红素，故血浆清蛋白结合胆红素的潜力很大，足以阻止胆红素进入组织细胞产生毒性作用。但某些有机阴离子,如胆汁酸、脂肪酸、磺胺类药物、水杨酸等可与胆红素竞争与清蛋白结合,使胆红素游离,增加其透入细胞的可能性。游离胆红素可与脑基底核的脂类结合,干扰脑正常功能,造成胆红素脑病,或称核黄疸。新生儿由于血脑屏障不健全,如果发生高胆红素血症,过多的游离胆红素很容易进入脑组织,发生胆红素脑病。对新生儿还必须慎用上述有机阴离子药物。

二、胆红素在肝中的转变

肝细胞对胆红素的代谢是多方位、非常全面的,包括摄取、转化和排泄三个方面的作用。

1. 肝细胞对胆红素的摄取

胆红素以胆红素-清蛋白复合物形式随血液循环到肝,很快与清蛋白分离,被肝细胞摄取。注射具有放射性的胆红素后大约 18min 就有 50%的胆红素从血浆清除,说明肝细胞摄取胆红素的能力很强。肝能迅速从血浆中摄取胆红素是因为肝细胞含有两种载体蛋白,即 Y 蛋白和 Z 蛋白,它们能特异地结合包括胆红素在内的有机阴离子,主动将其摄入细胞内。胆红素与 Y 蛋白和 Z 蛋白结合后,以胆红素-Y 蛋白、胆红素-Z 蛋白形式运送至肝内质网继续代谢。肝细胞摄取胆红素是可逆、耗能的过程,当肝细胞处理胆红素的能力下降或者胆红素生成量超过肝细胞处理胆红素的能力时,已进入肝细胞的胆红素可反流入血,使血胆红素含量增高。

Y 蛋白由分子质量为 22kDa 和 27kDa 的两个亚基组成,属于碱性蛋白,约占肝细胞液蛋白质总量的 5%。因 Y 蛋白比 Z 蛋白对胆红素的亲和力强,且含量多,因此是肝细胞摄取胆红素的主要载体蛋白。Y 蛋白也是一种诱导蛋白,苯巴比妥可诱导其合成。由于新生儿出生 7 周后 Y 蛋白水平才接近成人水平,所以新生儿容易发生生理性黄疸。临床可用苯巴比妥诱导 Y 蛋白合成,治疗新生儿生理性黄疸。甲状腺素、溴酚磺酸钠(BSP)和靛青绿(ICG)等物质可竞争结合 Y 蛋白,影响胆红素的转运。Z 蛋白是酸性蛋白,分子质量为 12kDa。胆红素浓度较低时优先与 Y 蛋白结合,当 Y 蛋白结合饱和时 Z 蛋白结合胆红素才增多。

2. 肝细胞对胆红素的转化作用

在肝细胞滑面内质网,胆红素-Y 蛋白,或胆红素-Z 蛋白在 UDP-葡萄糖醛酸基转移酶(UDP-glucuronyl transferase,UGT)催化下,由 UDP-葡萄糖醛酸提供葡萄糖醛酸基,胆红素与葡萄糖醛酸以酯键结合转变生成结合胆红素(conjugated bilirubin），即葡萄糖醛酸胆红素（bilirubin glucuronide）。游离胆红素分子内 2 个丙酸基的羧基均可与葡萄糖醛酸 C1 位上的羟基结合，故每分子胆红素可结合 2 分子葡萄糖醛酸，生成双葡萄糖醛酸胆红素（图 3-7）。人胆汁中结合胆红素主要是双葡萄糖醛酸胆红素，占 70%～80%，仅有少量单葡萄糖醛酸胆红素，占 20%～30%。此外还有少量胆红素可与硫酸结合生成胆红素硫酸酯，甚至与甲基、乙酰基、甘氨酸等化合物结合形成相应的胆红素结合物。肝对胆红素代谢的最重要作用就是将脂溶性、有毒的游离胆红素通过生物转化的结合反应转变成水溶性、无毒的结合胆红素，主要是葡萄糖醛酸胆红素。

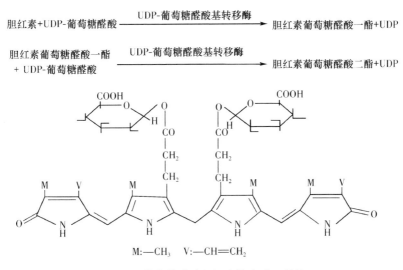

图 3-7 葡萄糖醛酸胆红素的生成及结构

结合胆红素水溶性强，不容易通过细胞膜和血脑屏障，不易造成组织中毒，是胆红素在体内解毒的重要方式。结合胆红素与血浆清蛋白亲和力减小，易随胆汁排入小肠继续代谢，也容易透过肾小球基底膜从尿中排出。

3. 肝对胆红素的排泄作用

胆红素在肝细胞滑面内质网经生物转化后，再经高尔基复合体、溶酶体等作用排入毛细胆管，随胆汁排出肝。肝毛细胆管内结合胆红素的浓度远高于肝细胞的浓度，故肝细胞排出胆红素是逆浓度梯度的耗能过程，也是肝处理胆红素的薄弱环节，容易发生障碍。胆红素排泄障碍，结合胆红素就可以反流入血，发生血浆结合胆红素含量增高。糖皮质激素不仅能诱导葡萄糖醛酸转移酶的生成，促进胆红素与葡萄糖醛酸结合，而且对结合胆红素的排泄也有促进作用，因此高胆红素血症可用糖皮质激素治疗。肝对胆红素的摄取、转化和排出作用可归纳如图 3-8 所示。

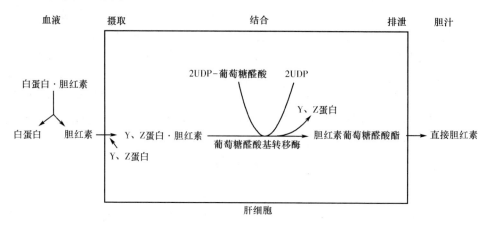

图 3-8　肝细胞对胆红素的摄取、转化与排泄作用

三、胆红素在肠道的变化和胆色素肠肝循环

结合胆红素随胆汁排入肠道后，在回肠下段、结肠细菌作用下先将葡萄糖醛酸胆红素水解成游离胆红素，再逐步加氢还原成为无色的胆素原（bilinogen）族类胆色素，包括中胆素原（mesobilirubinogen）、粪胆素原（stercobilinogen）和尿胆素原（urobilinogen）等，其中 80% 随粪便排出体外。粪胆素原在肠道下段随粪便排出后，经空气氧化为棕黄色的粪胆素（stercobilin），其是粪便颜色的主要来源，正常成人每天从粪便排出的胆素原总量为 40～280mg。当胆道完全梗阻时，因胆红素不能排入肠道，不能形成胆素原及粪胆素，粪便呈灰白色，临床称陶土样便。婴儿肠道细菌少，未被细菌作用的胆红素可随粪便直接排出，粪便可呈胆红素的橙黄色。肠道内胆色素代谢的过程如图 3-9 所示。

在生理情况下肠道 10%～20% 的胆素原被重吸收入血，经门静脉回到肝。重吸收的胆红素约 90% 以原型又随胆汁排入肠道，形成胆素原肠肝循环。小部分胆素原（10%）可进入体循环，再经肾小球滤出，随尿液排出，故称为尿胆素原。正常成人每天从尿液排出的尿胆素原为 0.5～4.0mg。尿胆素原与空气接触后被氧化成尿胆素（urobilin），是尿液的主要色素。临床将尿液中胆红素、胆素原、胆素称为尿三胆，作为肝功能检查的指标之一。体内胆色素代谢的全过程可总结如图 3-10 所示。

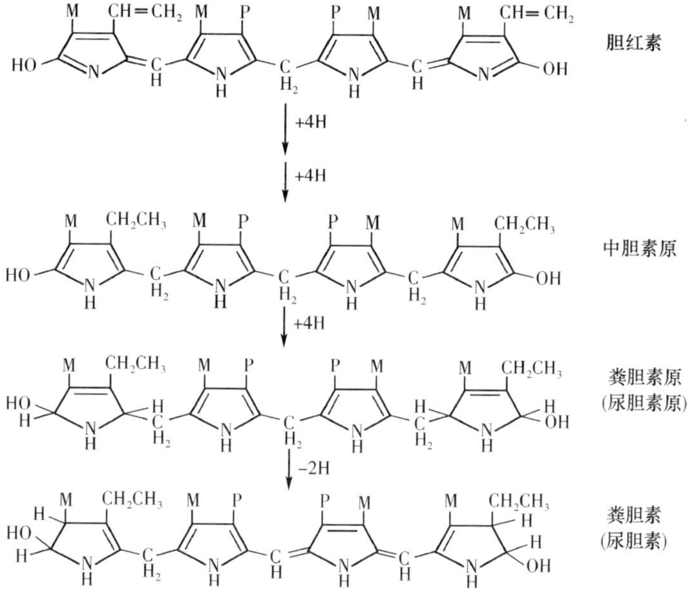

图 3-9 胆素原与胆素的生成

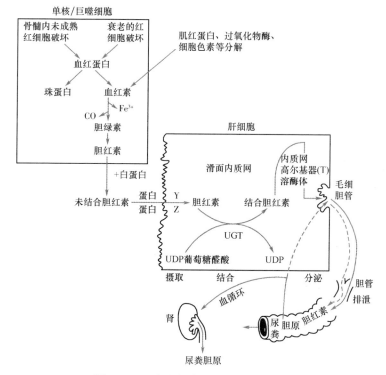

图 3-10 胆色素代谢与胆素原肠肝循环

四、血清胆红素与黄疸

正常人血清胆红素按其性质和结构不同分为两大类：①凡未经肝细胞结合转化、没有结合葡萄糖醛酸的胆红素称为未结合胆红素，即游离胆红素；②凡经过肝细胞转化、与葡萄糖醛酸或其他物质结合的胆红素统称为结合胆红素。由于两类胆红素结构和性质的差异，与重氮试剂反应的结果也不相同。结合胆红素分子内没有氢键，能直接、快速与重氮试剂反应，产生紫红色偶氮化合物，又称为直接反应胆红素，或直接胆红素。未结合胆红素分子内有氢键，需要加入乙醇或尿素，破坏氢键后才能与重氮试剂反应生成紫红色偶氮化合物，即与重氮试剂反应间接阳性，又称为间接反应胆红素，或间接胆红素。两类胆红素性质和名称的比较见表3-3。

表3-3 两种胆红素的性质和名称区别

项目	结合胆红素	未结合胆红素
其他名称	直接胆红素，肝胆红素	间接胆红素，血胆红素
葡萄糖醛酸结合	结合	未结合
重氮试剂反应	迅速、直接反应阳性	慢、间接反应阳性
水中溶解度	大	小
透过细胞膜的能力	小	大
对脑的毒性作用	小	大
随尿排出	能	不能

血清胆红素总量为 3.4~17.1μmol/L（0.2~1mg/dl），其中约80%是未结合胆红素。凡是能够导致胆红素生成过多，或肝细胞对胆红素摄取、转化和排泄能力下降的因素均可使血中胆红素含量增多，称为高胆红素血症（hyperbilirubinemia）。胆红素呈金黄色，血中浓度过高可扩散入组织，造成组织黄染，称为黄疸（jaundice）。巩膜、皮肤因含有较多弹性蛋白，与胆红素有较强亲和力，容易被染黄。黏膜中含有能与胆红素结合的血浆清蛋白，也能被染黄。黄疸程度与血清胆红素浓度相关，当血清胆红素浓度超过 34.2μmol/L（2mg/dl）时，肉眼可见巩膜、皮肤、黏膜等组织明显黄染。若血清胆红素在 34.2μmol/L（2mg/dl）以下，此时虽然血清胆红素浓度超过正常值，但肉眼观察不到巩膜或皮肤黄染，临床称为隐性黄疸。黄疸是一种临床体征，许多疾病都可能发生。凡是能够引起胆红素代谢障碍的各种疾病均可引起黄疸，临床上根据黄疸形成的原因、发病机制不同可将其分为三类。

(1) 溶血性黄疸：因蚕豆病、输血不当、某些药物、毒物等原因导致红细胞大量破坏，单核-吞噬细胞系统产生胆红素过多，超过肝细胞处理胆红素能力时，血中未结合胆红素增高所引起的黄疸称为溶血性黄疸，又称为肝前性黄疸。其特征为血清总胆红素、游离胆红素增高，粪便颜色加深，尿胆素原增多，尿胆红素阴性。

(2) 肝细胞性黄疸：又称为肝源性黄疸，是因为肝细胞功能受损害，肝对胆红素的摄取、转化、排泄能力下降导致的高胆红素血症。由于肝功能障碍，结合胆红素生成减少，粪便颜色变浅；肝细胞性黄疸因肝细胞受损程度不同，尿胆素原的变化也不一定；如果病变导致肝细胞肿胀，压迫毛细胆管，或造成肝内毛细胆管阻塞，使已生成的结合胆红素部分反流入血，血中结合胆红素含量也增加，结合胆红素能通过肾小球滤过，故尿胆红素检测呈阳性反应。所以肝细胞性黄疸的特点是血中未结合胆红素、结合胆红素都可能升高。

(3) 阻塞性黄疸：又称肝后性黄疸，可因胆结石、胆道蛔虫或肿瘤压迫等多种原因引起胆红素排泄通道胆管阻塞，使胆小管或毛细胆管压力增高，或破裂，胆汁中结合胆红素反流入血引起黄疸。主要特征是血中结合胆红素升高，未结合胆红素无明显改变；尿胆红素阳性；由于排入肠道的胆红素减少，生成的胆素原也减少，粪便的颜色变浅，甚至呈灰白色。

表 3-4 归纳总结了正常人和三类黄疸患者血、尿、粪便中胆色素改变情况，临床常用于鉴别诊断。

表 3-4 正常人和三类黄疸患者血、尿、粪胆色素改变

指标	正常	溶血性	肝细胞性	阻塞性
血清胆红素				
总量	<1mg/dl	>1mg/dl	>1mg/dl	>1mg/dl
结合胆红素	0~0.8mg/dl		↑	↑↑
游离胆红素	<1mg/dl	↑↑	↑	
尿三胆				
尿胆红素	—	—	++	++
尿胆素原	少量	↑	不一定	↓
尿胆素	少量	↑	不一定	↓
粪便				
粪便颜色	正常	深	变浅或正常	完全阻塞时陶土色
粪胆素原	40~280mg/24h	↑	↓或—	↓或正常

(卜友泉)

第四章 病毒性肝炎的诊断与防治

病毒性肝炎（viral hepatitis）是由多种肝炎病毒（常见甲、乙、丙、丁、戊型肝炎病毒）引起的，以肝脏炎症及坏死病变为主的一组传染性疾病。临床表现相似，以疲乏、食欲减退、肝功能异常为主要表现，部分病例出现黄疸，无症状感染常见。甲型病毒性肝炎（简称甲肝）和戊型病毒性肝炎（简称戊肝）主要表现为急性肝炎，乙型病毒性、丙型病毒性、丁型病毒性肝炎（分别简称乙肝、丙肝、丁肝）临床上多为慢性感染，少数病例可发展为肝硬化、肝衰竭、肝细胞癌。庚型肝炎病毒、输血传播病毒（transfusion transmitted virus，TTV）、Sen 病毒是否引起肝炎尚未明确。其他病毒，如 EB 病毒、巨细胞病毒、单纯疱疹病毒、带状疱疹病毒、人类疱疹病毒 6 型、风疹病毒、腺病毒等感染也可引起肝脏炎症，但只为其临床表现的一部分，不包括在病毒性肝炎范围内。

一、病原学（表 4-1）

表 4-1 五种病毒性肝炎病毒

	甲型肝炎病毒（HAV）	乙型肝炎病毒（HBV）	丙型肝炎病毒（HCV）	丁型肝炎病毒（HDV）	戊型肝炎病毒（HEV）
归属	嗜肝 RNA 病毒属	正嗜肝 DNA 病毒属	黄病毒科	卫星病毒科	嵌杯状病毒科
基因组	单股线状正链 RNA（7.8kb）	部分双股环状 DNA（3.2kb），有缺口负链上 4 个（或 6 个）ORF，10 个亚型	单股线状正链 RNA（9.6kb）UTR-编码区（S/NS）-UTR，6 个基因型，准种	单股环状闭合负链 RNA（1.7kb）	单股正链 RNA（7.6kb）编码区 3 个 ORF
结构	无包膜 球形核衣壳（27～32nm）	包膜：HBsAg 核心：HBcAg、HBeAg、DNA、DNA-P（Dane 颗粒 42/27nm）	包膜 核心（55nm）	缺陷病毒（依赖 HBV 或其他嗜肝 DNA 病毒如 WHV 复制、表达抗原及引起肝损害）(36nm)	无包膜（32～34nm）

续表

	甲型肝炎病毒（HAV）	乙型肝炎病毒（HBV）	丙型肝炎病毒（HCV）	丁型肝炎病毒（HDV）	戊型肝炎病毒（HEV）
抗原	HAAg	HBsAg、HBeAg、HBcAg	HCAg	HDAg	HEAg
抗体	抗-HAV	抗-HBs、抗-HBe、抗-HBc	抗-HCV	抗-HDV	抗-HEV
易感动物	黑猩猩、狨猴、短尾猴等灵长类动物	黑猩猩	黑猩猩	黑猩猩和美洲土拨鼠	黑猩猩、多种猴类、家养乳猪
抵抗力	较强；对有机溶剂较为耐受，耐酸碱、乙醚，也较耐热，100℃ 1min 才能完全使之灭活，对紫外线、氯、甲醛敏感；将含 HAV 大便涂于塑料表面，25℃ 30 天仍有 0.4% 存活，某些水产品，如毛蚶、牡蛎等有浓缩水中 HAV 的能力	很强；对热、低温、干燥、紫外线及一般浓度的消毒剂均能耐受，在 37℃可存活 7 天，-20℃可保存 15 年，100℃ 10min、65℃ 10h 或高压蒸汽消毒可被灭活，对 0.2% 苯扎溴铵及 0.5% 过氧乙酸、环氧乙烷、戊二醛、碘伏敏感	较弱；对有机溶剂敏感，10%氯仿、煮沸、紫外线等可灭活 HCV，血清经 60℃ 10h 或 1∶1000 甲醛溶液 37℃ 6h 可使 HCV 的传染性消失		在碱性环境下较稳定，对高热、氯仿、氯化铯敏感
传播方式	消化道	性接触、体液、血液、母婴	性接触、体液、血液、母婴	性接触、体液、血液、母婴	消化道

近来研究发现，肝细胞膜上的钠离子-牛磺胆酸-协同转运蛋白（NTCP）是 HBV 感染所需的细胞受体[1]。当 HBV 侵入肝细胞后，部分双链环状 HBV DNA 在细胞核内以负链 DNA 为模板延长正链以修补正链中的裂隙区，形成共价闭合环状 DNA（cccDNA）；然后以 cccDNA 为模板，转录成几种不同长度的 mRNA，分别作为前基因组 RNA 和编码 HBV 的各种抗原。cccDNA 半衰期较长，难以从体内彻底清除，对慢性感染起重要作用。HBV 至少有 9 个基因型（A～I），我国以 B 型和 C 型为主。HBV 基因型与疾病进展和干扰素治疗应答有关，与 C 基因型感染者相比，B 基因型感染者较少进展为慢性肝炎、肝硬化和 HCC[2-4]。HBeAg 阳性患者对 IFN-α 治疗的应答率，B 基因型高于 C 基因型，A 基因型高于 D 基因型。病毒准种可能在 HBeAg 血清学转换、免疫清除及抗病毒治疗应答中具有重要

的意义[5-7]。

HCV 基因组含有一个开放阅读框（ORF），编码 10 余种结构和非结构（NS）蛋白（NS2、NS3、NS4A、NS4B、NS5A 和 NS5B），其中 NS3/4A、NS5A 和 NS5B 是目前直接抗病毒（direct-acting antiviral agent，DAA）的主要靶位。HCV 基因易变异，目前可至少分为 6 个基因型及多个亚型[8]，按照国际通行的方法，以阿拉伯数字表示 HCV 基因型，以小写的英文字母表示基因亚型（如 1a、2b、3c 等）。HCV 基因型与干扰素的治疗应答存在相关性，针对 NS3/4A、NS5A 和 NS5B 的 DAA 可能具有基因型特异性。我国 HCV 感染者 IL-28B 基因型以 rsl2979860 CC 为主（84.1%），而该基因型对干扰素抗病毒治疗应答较好[9]。

二、流行病学

各型肝炎流行病学特性汇总见表 4-2。

表 4-2　各型肝炎流行病学

	甲型肝炎	乙型肝炎	丙型肝炎	丁型肝炎	戊型肝炎
传染源	急性患者	急性患者	同乙型	同乙型	同甲型
	隐性感染者	慢性患者			
	起病前 2 周到 ALT 高峰期后 1 周为传染性最强，当血清抗-HAV 出现时，粪便排毒基本停止	病毒携带者 急性患者在潜伏期末及急性期有传染性，慢性患者和病原携带者作为传染源意义大，传染性与体液中 HBV-DNA 含量呈正相关			
传播途径	粪-口途径	体液（水平）输血/血制品 注射器/针制品/手术 皮肤黏膜损伤 性接触 母婴传播	同乙型（尤其是输血/血制品）	同乙型	同甲型
易感性	抗-HAV 阴性者	抗 HBs 阴性者，高危人群包括母亲为 HBsAg 阳性的新生儿、HBsAg 阳性者的家属、反复输血及血制品患者、血液透析患者、性生活紊乱者、静脉吸毒者、医务人员等	普遍易感	普遍易感	普遍易感

续表

	甲型肝炎	乙型肝炎	丙型肝炎	丁型肝炎	戊型肝炎
免疫力	多终身免疫	较持久（产生抗-HBs者）	未明	未明	不持久
流行特征	可暴发	散发/家庭集聚	散发/输血流行	散发	可暴发
	秋季、冬季（散发）	不明显	不明显	不明显	秋季、冬季（散发）
	全球不均衡	全球不均衡	全球不均衡	全球不均衡	全球不均衡

HBV感染呈世界性流行，但不同地区HBV感染的流行强度差异很大。据世界卫生组织报道，全球约20亿人曾感染HBV，其中2.4亿人为慢性HBV感染者[10]，每年约有65万人死于HBV感染所致的肝衰竭、肝硬化和肝细胞癌（HCC）[2]。全球肝硬化和HCC患者中，由HBV感染引起的比例分别为30%和45%[11,12]。我国肝硬化和HCC患者中，由HBV感染引起的比例分别为60%和80%[13]。由于乙型肝炎疫苗免疫，急性HBV感染明显减少，以及感染HBV人口的老龄化，再加上抗病毒治疗的广泛应用，近年HBeAg阴性慢性乙型肝炎患者所占比例上升[14]。

丙型肝炎呈全球性流行，全球HCV的感染率为2.8%，估计约1.85亿人感染HCV，每年因HCV感染导致的死亡病例约35万[15-17]。我国属HCV低流行地区。2006年调查显示，我国1~59岁人群抗-HCV流行率为0.43%。加上高危群体，我国HCV感染者约1000万例。HCV1b和2a基因型在我国较为常见，其次为2型和3型，未发现基因4型和5型，6型相对较少[18,19]。

三、发病机制

（一）甲型肝炎

目前HAV导致肝细胞损伤的机制尚未明确，一般认为，HAV不引起直接病变，而是通过免疫介导引起肝细胞损伤，免疫复合物可能参与。

（二）乙型肝炎

1.自然史

HBV感染的自然史（图4-1）取决于病毒、宿主和环境之间的相互作用。HBV感染时的年龄是影响慢性化的最主要因素。在围生期和婴幼儿期感染HBV者中，分别有90%和25%~30%将发展成慢性感染，而5岁以后感染者仅有5%~10%发展为慢性感染[20]。我国 HBV 感染者多为围生期或婴幼儿期感染。

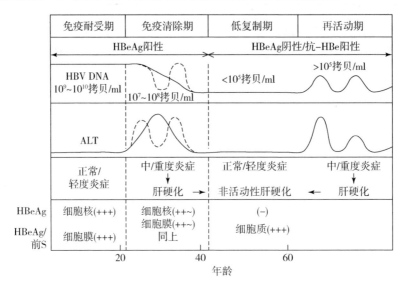

图 4-1 慢性乙肝的自然病程

婴幼儿期 HBV 感染的自然史一般可人为划分为 4 个期,即免疫耐受期、免疫清除期、非活动或低(非)复制期和再活动期[21]。青少年和成年时期感染 HBV,多无免疫耐受期,直接进入免疫清除期。

免疫耐受期:血清 HBsAg 和 HBeAg 阳性,HBV DNA 水平高(通常>200 000 IU/ml),ALT 正常,肝组织学无明显异常或轻度炎症坏死,无或仅有缓慢肝纤维化的进展[22]。当机体处于免疫耐受状态,不发生免疫应答,则多变为无症状携带者。

免疫清除期:血清 HBV DNA 载量>2000IU/ml,ALT 持续或间歇升高,肝组织学中度或严重炎症坏死,肝纤维化可快速进展,部分可发展为肝硬化和肝衰竭。免疫应答既可清除病毒,也可导致肝细胞损伤,甚至诱导病毒变异。机体免疫反应不一样,所以其临床表现也不一样。当机体免疫功能正常时,多表现为急性肝损害,成年人感染乙肝病毒多为此,成人感染后大多可彻底清除病毒;自发性 HBeAg 血清学转换主要出现在免疫清除期,年发生率为 2%~15%。年龄<40 岁、ALT 升高、HBV 基因 A 型和 B 型者发生率较高[21,23]。HBeAg 血清学转换后,每年有 0.5%~1.0%发生 HBsAg 清除[24]。

低(非)复制期:血清 HBeAg 阴性,抗-HBe 阳性,HBV DNA 水平低或检测不到(<2000IU/ml),ALT 正常,肝组织学无炎症或仅有轻度炎症。在发展为明显肝病之前出现 HBeAg 血清学转换的此期患者,发生肝硬化和 HCC 的风险明

再活动期： 5%～15%的非活动期患者可出现一次或数次肝炎发作，表现为HBeAg阴性，抗-HBe阳性，HBV DNA中到高水平复制（>20 000IU/ml），ALT持续或反复异常，成为HBeAg阴性慢性乙型肝炎[25]。也可再次出现HBeAg阳转。

慢性乙型肝炎患者肝硬化的年发生率为2%～10%[26]，危险因素包括宿主（年龄大、男性、发生HBeAg血清学转换时>40岁、ALT持续升高[27,28]）、病毒（HBV DNA>2000IU/ml，HBeAg持续阳性[29]，基因型C，合并HCV、HDV或HIV感染）及环境（酒精和肥胖）[26]。代偿期肝硬化进展为肝功能失代偿的年发生率为3%～5%，失代偿期肝硬化5年生存率为14%～35%[26]。

非肝硬化HBV感染者的肝细胞癌（HCC）年发生率为0.5%～1.0%[26]。肝硬化患者HCC年发生率为3%～6%[30,31]。发生HCC、肝硬化的危险因素相似。此外，罹患肝硬化、糖尿病、直系亲属有肝癌病史、血清HBsAg高水平，以及黄曲霉毒素均与肝癌发生相关[26,32,33]。较低的HBsAg水平常反映宿主对HBV复制和感染具有较好的免疫控制。对于HBeAg阴性、HBV DNA低水平（<2000IU/ml）、B或C基因型HBV感染患者，高水平HBsAg（HBsAg≥1000IU/ml）增加肝癌的发生风险[34,35]。

2. 发病机制

乙型肝炎发病机制复杂，大量研究表明，HBV不直接杀伤肝细胞，其引起的免疫应答是肝细胞损伤及炎症发生的主要机制，而炎症反复存在是慢性乙型肝炎患者进展为肝硬化甚至肝癌的重要因素。免疫反应中以细胞免疫反应为主：迟发型超敏反应（次要），效应细胞是$CD4^+$Th细胞；T细胞毒反应（主要），效应细胞是$CD8^+$Tc细胞；主要靶抗原为肝细胞膜上的HBcAg、胞膜型HBeAg；可能靶抗原为前S1蛋白、前S2蛋白及HBxAg。

在机体免疫功能低下、乙肝病毒基因突变逃避免疫清除、不完全免疫耐受、自身免疫反应发生等情况下，则可导致慢性肝损害，免疫耐受是乙肝慢性化机制的关键因素之一，HBeAg的大量产生可能导致免疫耐受；当机体处于超敏反应、免疫亢进情况下，则可出现大量肝细胞损伤、坏死，出现肝衰竭。

（三）丙型肝炎

1. 自然史

暴露于HCV 1～3周后，在外周血可检测到HCV RNA[36]。急性HCV感染者出现临床症状时，仅50%～70%抗-HCV阳性，3个月后约90%的患者出现抗-HCV阳性。大约50%的急性HCV感染者可自发清除病毒，病毒血症持续6个月仍未清除者为慢性感染,丙型肝炎慢性化率为 55%~85%。不论是否清除病毒,抗-HCV 可长期存在。HCV 感染进展多缓慢,感染后 20 年,一般人群肝硬化发生率为 5%~15%[37]。HCV 相关 HCC 发生率在感染 30 年后为 1%~3%,肝硬化基础上 HCC 的年发生率为 2%~4%[38] (图 4-2)。

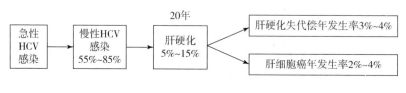

图 4-2　HCV 的转归

2. 发病机制

丙型肝炎肝损害的主要原因是 HCV 感染后引起的免疫学反应,其中细胞毒性 T 淋巴细胞起重要作用[39]。丙型肝炎慢性化机制还尚未阐明,考虑是宿主免疫、遗传易感性和病毒共同作用的结果。早期的固有免疫应答是机体抗病毒的第一道防线,后期 HCV 特异性 T 细胞免疫应答在决定感染结局方面有重要作用[40]。

（四）丁型肝炎

HDVAg 是 $CD8^+$ T 细胞攻击的靶抗原,故认为宿主免疫应答参与肝细胞损害。同时,也认为 HDV 本身及其表达产物对肝细胞有直接损伤作用,有待于进一步证实。

（五）戊型肝炎

尚不明确,多认为细胞免疫（细胞毒性 T 淋巴细胞、NK 细胞）是引起肝细胞损伤的主要因素。

四、病理改变

（一）急性肝炎

表现为全小叶性病变、肝细胞肿胀、水样变性及气球样变、嗜酸性变、凋亡小体形成,散在的点、灶状坏死,库普弗细胞增生,窦内淋巴细胞、单核细胞增多,汇管区呈轻至中度炎症反应,甲肝、戊肝的汇管区可见较多浆细胞,乙肝汇管区炎症不明显,丙肝有滤泡样淋巴细胞聚集和较明显的脂肪变性。

（二）慢性肝炎

肝组织炎症坏死的分级和纤维化程度的分期，推荐采用国际上常用的 METAVIR 评分系统[41]。组织学上肝硬化评价可分为活动期和静止期，建议采用 Laennec 肝硬化评分系统，即依据纤维间隔的宽窄、硬化结节的大小，将 METAVIR 肝纤维化分期中的 F4 细分为 F4A、F4B 和 F4C[42]。此外，采用计算机辅助数字化图像分析测定肝组织胶原面积比例（collagen proportionate area，CPA）用于肝纤维化定量评价，在判断临床预后、与肝纤维化无创检测相关性等方面可能优于 METAVIR 肝纤维化半定量分期（表 4-3）[43,44]。

表 4-3 METAVIR 病理组织学评分系统

	界面炎	小叶内炎症坏死	炎症活动度
组织学活动度评分（histologic activity，A）*	0（无）	0（无或轻度）	0（无）
	0	1（中度）	1（轻度）
	0	2（重度）	2（中度）
	1（轻度）	0,1	1
	1	2	2
	2（中度）	0,1	2
	2	2	3（重度）
	3（重度）	0,1,2	3

	病变	分值
纤维化分期（fibrosis，F）	无纤维化	0
	汇管区纤维性扩大，但无纤维间隔形成	1
	汇管区纤维性扩大，少数纤维间隔形成	2
	多数纤维间隔形成，但无硬化结节	3
	肝硬化	4

*组织学活动度 A=界面炎+小叶内炎症坏死。

五、病理生理

1. 黄疸

以肝细胞性黄疸为主，肿胀的肝细胞压迫胆小管，胆小管内胆栓形成、炎症细胞压迫肝内小胆管等均可导致淤胆；肝细胞膜通透性增加及胆红素的摄取、结合、排泄等功能障碍都可引起黄疸。

2．肝性脑病

肝性脑病（hepatic encephalopathy）时患者出现不同程度的精神神经症状及体征。

（1）发病机制尚未完全阐明，目前认为是多种因素综合作用的结果：①血氨及其他毒性物质的储积；②氨基酸比例失调；③假性神经递质假说；④γ-氨基丁酸（GABA）。

（2）常见诱因：上消化道出血、高蛋白饮食、感染、大量排钾利尿、大量放腹水、便秘和使用镇静剂、高蛋白质饮食等。

3．出血

皮肤黏膜、消化道出血及颅内出血，以皮肤及消化道出血为常见。肝脏合成凝血因子减少、骨髓造血系统受到抑制、DIC 及继发性纤溶、胃黏膜广泛的糜烂和溃疡、门静脉高压引起食管或胃底曲张静脉破裂等导致。

4．肝肾综合征

肝肾综合征（hepato-renal syndrome）又称功能性肾衰。出现少尿、无尿、氮质血症、电解质平衡失调等。肝衰竭、肝硬化时，内毒素血症、消化管出血、过量利尿、大量放腹水、严重感染、DIC、休克及应用损害肾脏的药物等导致肾小球滤过率和肾血浆流量降低，引起急性肾功能不全。

5．肝肺综合征

由于肺内毛细管扩张，出现动静脉分流，影响气体交换功能，导致慢性病毒性肝炎和肝硬化患者出现气促、呼吸困难、胸痛、发绀、肺水肿、间质性肺炎、盘状肺不张、胸腔积液和低氧血症等病理和功能改变，统称为肝肺综合征。

6．腹水

肝衰竭、肝硬化时，由于醛固酮分泌过多、利钠激素的减少导致钠潴留，是早期腹水产生的主要原因；门静脉高压、低蛋白血症、肝硬化结节压迫血窦使肝淋巴液生成增多是后期腹水产生的主要原因。

7．继发感染

由于机体免疫力减退、中性粒细胞功能异常、血清补体、纤维连接蛋白、调理素等低下，侵入性诊疗操作的增加、肠道微生态失调等，易发生继发感染，可出现菌血症、肺炎、腹膜炎等。感染症状常不典型，血白细胞轻度增高，自发性腹膜炎多见，仅半数患者有腹部压痛、反跳痛，腹水培养细菌阳性率较低。

六、临床表现

1. 潜伏期

各型肝炎潜伏期见表 4-4。

表 4-4 各型肝炎潜伏期

潜伏期	甲型肝炎	乙型肝炎	丙型肝炎	丁型肝炎	戊型肝炎
范围（d）	5~45	30~180	15~150	未定	10~70
平均（d）	30	70	50	未定	40

2. 急性肝炎

（1）急性黄疸型肝炎：甲型、戊型多见，总病程 1~4 个月。

1）黄疸前期（平均 5~7 天）：发热、疲乏、食欲下降、恶心、厌油、尿色加深，转氨酶水平升高。

2）黄疸期（2~6 周）：皮肤巩膜黄染，肝大伴有压痛，浓茶样尿，转氨酶升高及血清胆红素升高。

3）黄疸后期（1~2 个月）。黄疸渐退，食欲缺乏、厌油等消化道症状消失，肝脾回缩，肝功能复常。

（2）急性无黄疸型肝炎：起病较缓，无黄疸，其余症状与急性黄疸型的黄疸前期相似，可发生于五型病毒性肝炎中的任何一种。由于无黄疸而不易被发现，而发生率则高于黄疸型，成为更重要的传染源，在流行病学上意义更大。

（3）各型特点

1）甲型、戊型肝炎：常有发热，戊型易淤胆，孕妇病死率高。

2）乙型肝炎：部分有血清病样症状，大部分完全恢复。

3）丙型肝炎：病情轻，但易转慢性。

4）丁型肝炎：表现为合并感染、重叠感染。

3. 慢性肝炎

慢性肝炎常见于乙型、丙型、丁型肝炎。

（1）轻度慢性肝炎：一般病情轻，可有疲乏、食欲缺乏、厌油、肝区不适、肝大、压痛、轻度脾大等表现，肝功能指标仅 1 项或 2 项轻度异常。

（2）中度慢性肝炎：居于轻度和重度之间。

（3）重度慢性肝炎：多有明显或持续的肝炎症状，疲乏、食欲下降、恶心、厌油、尿色加深，皮肤巩膜黄染，伴病面容、肝掌、蜘蛛痣，进行性脾大，肝功能持续异常，部分具有早期肝硬化的肝活检病理改变与临床上代偿期肝硬化的表现。

4. 重型肝炎（肝衰竭）

重型肝炎占 0.2%～0.5%，病死率高。

（1）病因及诱因：肝炎病毒重叠感染、妊娠、HBV 前 C 区突变、过度疲劳、饮酒、应用肝损药物、合并细菌感染、大量放腹水、镇静剂使用、电解质紊乱等。

（2）肝衰竭综合征

1）极度乏力，食欲缺乏、厌油、恶心、呕吐等严重消化道症状，神经、精神症状（如计算力、定向力降低，嗜睡、烦躁不安等）。

2）有明显出血现象，可出现皮下瘀点、瘀斑、消化道出血等，凝血酶原时间显著延长，凝血酶原活动度（PTA）＜40%。

3）黄疸进行性加深，每天总胆红素（TBIL）上升 $\geqslant 17.1\mu mol/L$。

4）可出现胆酶分离、血氨升高。

5）可出现中毒性鼓肠、肝臭、肝肾综合征等。

6）查体可见扑翼样震颤及病理反射，肝浊音界进行性缩小。

（3）肝衰竭分类

1）急性肝衰竭（acute liver failure，ALF）：又称暴发性肝炎（fulminant hepatitis），发病多有诱因，起病急，发病 2 周内出现Ⅱ度以上以肝性脑病为特征的肝衰竭综合征，本型病死率高，病程不超过 3 周。

2）亚急性肝衰竭（subacute liver failure，SALF）：又称亚急性肝坏死，起病较急，发病 15 天至 26 周内出现肝衰竭综合征，本型病程较长，常超过 3 周至数月，容易转化为慢性肝炎或肝硬化。可分为脑病型（首先出现Ⅱ度以上肝性脑病者）、腹水型（首先出现腹水及相关症候者），晚期可出现难治性并发症（如脑水肿、消化道大出血、严重感染、电解质紊乱及酸碱平衡失调、肝肾综合征等），辅助检查可发现白细胞升高，血红蛋白下降，低胆固醇，低胆碱酯酶。

3）慢加急性（亚急性）肝衰竭（acute-on-chronic liver failure，ACLF）：是在慢性肝病基础上出现的急性肝功能失代偿。

4）慢性肝衰竭（chronic liver failure，CLF）：是在肝硬化基础上，肝功能进行性减退导致的以腹水或门静脉高压、凝血功能障碍和肝性脑病等为主要表现的慢性肝功能失代偿。

（4）肝衰竭分期：根据临床表现的严重程度，亚急性肝衰竭和慢加急性（亚急性）肝衰竭分为早期、中期和晚期。

早期：可出现极度乏力，明显厌食、腹胀等严重消化道症状；黄疸进行性加深（TBIL$\geqslant 171\mu mol/L$ 或每日上升$\geqslant 17.1\mu mol/L$）；有出血倾向，30%＜PTA$\leqslant$40%；未出现肝性脑病或明显腹水。

中期：在肝衰竭早期表现基础上，病情进一步发展，出现以下两条之一者：

①出现Ⅱ度以下肝性脑病和（或）明显腹水；②出血倾向明显（出血点或瘀斑），且20%＜PTA≤30%。

晚期：在肝衰竭中期表现基础上，病情进一步加重，出现以下三条之一者：①有难治性并发症，如肝肾综合征、上消化道大出血、严重感染和难以纠正的电解质紊乱等；②出现Ⅲ度以上肝性脑病；③有严重出血倾向（注射部位瘀斑等），PTA≤20%。

5．淤胆型肝炎

本病也称毛细胆管炎型肝炎。

（1）急性淤胆型肝炎：起病类似急性黄疸型肝炎，但症状轻。

（2）慢性淤胆型肝炎：是在慢性肝炎或肝硬化基础上发生，有梗阻性黄疸临床表现（皮肤巩膜黄染，乏力、食欲缺乏、厌油、恶心、呕吐等消化道症状较轻，但有皮肤瘙痒、粪便颜色变浅，典型者为白陶土样便及肝大等表现）。肝功能检查血清总胆红素明显升高，以直接胆红素为主，GGT、ALP、TBA、CHO等升高。ALT、AST升高不明显，PT无明显延长，PTA＞60%。应与肝外梗阻性黄疸鉴别。

6．肝炎后肝硬化

（1）根据肝脏炎症情况分为两型。

1）活动性肝硬化：有慢性肝炎活动的表现，常有转氨酶升高、白蛋白下降。

2）静止性肝硬化：无肝脏炎症活动的表现，症状轻或无特异性。

（2）根据肝组织病理及临床表现分为两型。

1）代偿性肝硬化：为早期肝硬化，属Child-Pugh A级，无明显肝衰竭表现，无腹水、肝性脑病或上消化道出血。

2）失代偿性肝硬化：为中晚期肝硬化，属Child-Pugh B级、C级，有明显肝功能异常及失代偿征象，如血清白蛋白＜35g/L，A/G＜1.0，胆红素＞35μmol/L，凝血酶原活动度＜60%，可出现腹水、肝性脑病及上消化道出血等。

7．并发症

可出现继发感染、出血、肝肾综合征、肝肺综合征、腹水、肝性脑病等并发症。

七、实验室检查

（一）肝功能检查

1．血清酶测定

（1）丙氨酸氨基转移酶（ALT）、天冬氨酸氨基转移酶（AST）：ALT反映肝细胞功能的最常用指标,AST 存在于线粒体中,意义与 ALT 相同,需注意血清 ALT 和 AST 水平可部分反映肝细胞损伤程度,但特异性不强,应与心、脑、肌肉损害时的升高鉴别。

(2) 血清碱性磷酸酶(ALP):经肝胆系统进行排泄,所以当 ALP 产生过多或排泄受阻时,可使血中 ALP 发生变化。临床上常借助 ALP 的动态观察来判断病情发展、预后和临床疗效。肝外梗阻性黄疸、淤胆型肝炎患者及儿童可明显升高。

(3) γ-谷氨酰转肽酶(GGT):正常人血清中 GGT 主要来自肝脏。此酶在急性肝炎、慢性活动性肝炎及肝硬化失代偿时仅轻中度升高。肝癌患者或胆管阻塞、药物性肝炎等原因导致的肝内外胆汁淤积时可以显著升高。

(4) 胆碱酯酶(CHE):可反映肝脏合成功能,提示肝脏储备能力,肝功能有明显损害时可下降。

2. 胆红素测定

血清胆红素水平与胆汁代谢、排泄程度有关,胆红素升高主要原因为肝细胞损害、肝内外胆道阻塞和溶血。肝衰竭患者血清胆红素可呈进行性升高,每天上升≥1 倍正常值上限(ULN),且有出现胆红素升高与 ALT 和 AST 下降的分离现象(胆酶分离),重型肝炎患者血清总胆红素常超过 171μmol/L。

3. 血清白蛋白和球蛋白测定

反映肝脏合成功能,慢性乙型肝炎、肝硬化和肝衰竭患者可有血清白蛋白下降、血清球蛋白浓度上升;随着肝损害加重,白蛋白/球蛋白值可逐渐下降甚至倒置(比值<1)。

4. 总胆汁酸(TBA)

当肝细胞损害或肝内外胆汁淤积时,胆汁酸代谢就会出现异常,总胆汁酸就会升高。

(二)凝血功能检测

凝血酶原时间(PT)及凝血酶原活动度(PTA)是反映肝脏凝血因子合成功能的重要指标,常用国际标准化比值(INR)表示,对判断疾病进展及预后有较大价值。PTA<40%或 PT 延长 1 倍以上时提示肝损害严重。

(三)血氨浓度测定

重型肝炎、肝性脑病患者血氨浓度可升高。

(四)甲胎蛋白

血清甲胎蛋白(AFP)及其异质体是诊断原发性肝细胞癌的重要指标,肝细胞损害后再生也会导致 AFP 升高，应注意 AFP 升高程度、动态变化并结合肝脏影像学检查结果进行综合分析[45-47]。

（五）肝纤维化非侵袭性检查

1. 血清肝纤维化指标

相关的指标有 HA（敏感性较高）、PC-III（持续升高提示病情恶化并向肝硬化发展）、IV-C（与肝纤维化形成的活动程度密切相关，但无特异性）、LN（反映肝纤维化的进展与严重程度，在慢性肝炎、肝硬化及原发性肝癌时明显增高）。

2. 肝脏瞬时弹性成像（transient elastography，TE）

该技术操作简便、可重复性好，能够比较准确地识别出轻度肝纤维化和进展性肝纤维化或早期肝硬化[48,49]；但其测定成功率受肥胖、肋间隙大小及操作者的经验等因素影响，其测定值受肝脏炎症坏死、胆汁淤积及脂肪变等多种因素影响。

3. APRI 评分

AST 和血小板（PLT）比率指数（aspartate aminotransferase-to-platelet ratio index，APRI）可用于肝硬化的评估。成人中 APRI 评分>2，预示患者已经发生肝硬化。APRI 计算公式：$(AST/ULN)\times 100/PLT(10^9/L)$ [50]。

4. FIB-4 指数

基于 ALT、AST、PLT 和患者年龄的 FIB-4 指数可用于慢性乙型肝炎患者肝纤维化的诊断和分期。FIB-4=（年龄×AST）÷（血小板×ALT 的平方根）。

5. 影像学检查

（1）腹部超声：可以协助明确肝脏、脾脏的形态，肝内重要血管情况及肝内有无占位性病变，但分辨率相对较低。

（2）电子计算机断层成像（CT）：对了解有无肝硬化，及时发现占位性病变有帮助，动态增强多期扫描对于肝细胞癌（HCC）的诊断具有高度敏感性和特异性。

（3）磁共振成像（MRI）：无放射性，组织分辨率高，对肝脏的组织结构变化如出血坏死、脂肪变性及肝内结节的显示和分辨率优于 B 超、CT。动态增强多期扫描及特殊增强剂显像对鉴别良性、恶性肝内占位病变优于 CT[45]。

（六）肝炎病毒标志物检查

1. 甲型肝炎

（1）抗-HAV IgM：早期诊断 HAV 感染的血清学指标，阳性提示存在 HAV 现症感染。

（2）抗-HAV IgG：保护性抗体，阳性提示既往感染。

2. 乙型肝炎

（1）HBsAg 与抗-HBs：HBsAg 阳性表明存在现症 HBV 感染；HBsAg 阴性表明排除 HBV 感染或有 S 基因突变株存在，血清 HBsAg 定量检测可用于预测疾病进展、抗病毒疗效和预后[51,52]；抗-HBs 为保护性抗体，抗-HBs 阳性表示对 HBV 有免疫力，见于乙肝恢复期、过去感染及乙肝疫苗接种后；抗-HBs 阴性说明对 HBV 易感。

HBV 感染后可出现 HBsAg 和抗-HBs 同时阴性，即"窗口期"，此时 HBsAg 已消失，抗-HBs 仍未产生。

（2）HBeAg 与抗-HBe：HBeAg 持续阳性表明存在 HBV 活动性复制，提示传染性较大，容易转为慢性；抗-HBe 持续阳性时，表示 HBV 复制处于低水平，HBV DNA 和宿主 DNA 整合或前 C 区基因变异，不能形成 HBeAg。

（3）HBcAg 与抗-HBc：HBcAg 常规方法不能检出，阳性表示血清中存在 Dane 颗粒，HBV 处于复制状态，有传染性；抗-HBc IgM 高滴度提示 HBV 有活动性复制，多见于急性乙型肝炎及慢性乙型肝炎急性发作，低滴度应注意假阳性；仅抗-HBc IgG 阳性提示为过去感染或现在的低水平感染。在 HBeAg 阳性的慢性乙型肝炎患者中，基线抗-HBc 抗体的定量对聚乙二醇干扰素（Peg-IFN）和核苷（酸）类似物（NAs）治疗的疗效有一定的预测价值[53,54]。

（4）HBV DNA：是乙肝病毒复制和传染性的直接指标。HBV DNA 定量对于判断病毒复制程度、传染性大小、抗病毒药物疗效等有重要意义。准确定量需采用实时定量聚合酶链反应（real-time quantitative PCR）法。

（5）HBV 基因分型和耐药突变株检测：常用的方法有基因型特异性引物聚合酶链反应（PCR）法；基因序列测定法；线性探针反向杂交法。

检测肝组织中 HBsAg、HBcAg 及 HBV DNA，可辅助诊断及评价抗病毒药物的疗效。

3. 丙型肝炎

（1）抗-HCV：是存在 HCV 感染的标志，抗-HCV IgM 持续阳性，提示病毒持续复制，易转为慢性，抗-HCV IgG 可长期存在。

（2）HCV RNA：HCV 感染后 1~2 周即可从血中检出 HCV RNA，治愈后则很快消失。血清抗-HCV 滴度越高，HCV RNA 检出的可能性越大[55,56]。HCV RNA 定量检测适用于 HCV 现症感染的确认、抗病毒治疗前基线病毒载量分析，以及抗病毒治疗过程中和治疗结束后的应答评估。

（3）HCV 基因分型：HCV 基因分型的方法有分子生物学和血清学两大类，

前者包括 DNA 测序法、特异性引物扩增法、基因芯片、探针杂交等。

（4）HCV 耐药相关基因检测：常用的方法有 DNA 测序法，包括 PCR 产物直接测序法、新一代深度测序方法[57,58]，以及体外表型分析法，即测定抑制病毒复制所需的药物浓度如 EC_{50} 或 EC_{90}。

4．丁型肝炎

（1）HDAg、抗-HDV IgM 阳性有助于早期诊断；持续高滴度的抗-HDV IgG 是识别慢性丁型肝炎的主要血清学标志；HBV 和 HDV 同时感染时，抗-HBc IgM 和抗-HDV 可同时阳性；重叠感染 HBV 和 HDV 时，抗-HBc IgM 阴性，抗-HDV 阳性。

（2）HDV RNA：阳性是 HDV 复制的直接证据。

5．戊型肝炎

抗-HEV IgM 和抗-HEV IgG 均可作为近期感染 HEV 的标志，用 RT-PCR 法检测粪便中的 HEV RNA 已获得成功，但尚未作为常规临床检验。

八、诊断

（一）流行病学资料

儿童发病多见，以及秋、冬季节高峰，皆有利于甲型肝炎的诊断；中年以上的急性肝炎患者，应考虑戊型肝炎的可能；有乙型肝炎家族史及有与乙型肝炎患者或 HBsAg 携带者密切接触史，有利于乙型肝炎的诊断；对有输血制品病史的患者，应考虑丙型肝炎的可能。

（二）临床诊断

（1）急性肝炎：起病急，有畏寒、发热、食欲缺乏、恶心、呕吐等急性感染症状，血清 ALT 显著升高，而无过去肝炎病史者应首先考虑甲型或戊型肝炎的诊断。黄疸型肝炎可有黄疸前期、黄疸期、恢复期三期经过，病程一般不超过 6 个月。

（2）慢性肝炎（表 4-5）

1）急性肝炎病程超过半年，或原有乙型、丙型、丁型肝炎或 HBsAg 携带者，本次又因同一病原再次出现肝炎症状、体征及肝功能异常者，可以诊断为慢性肝炎。

2）既往虽无肝炎病史，但肝组织病理学检查符合慢性肝炎，或根据症状、体征、化验及 B 超检查综合分析，亦可作出相应诊断。

3）据实验室指标异常程度分为轻度、中度、重度。

表 4-5　慢性肝炎分度

项目	轻度	中度	重度
ALT 和（或）AST（IU/L）	≤正常值 3 倍	>正常值 3 倍	>正常值 3 倍
TBIL（μmol/L）	≤正常值 2 倍	正常值 2～5 倍	>正常值 5 倍
A（g/L）	≥35	<35->32	≤32
A/G	≥1.4	<1.4->1.2	<1.0
PTA（%）	>70	70～60	<60->40

（3）重型肝炎（肝衰竭）：主要有肝衰竭表现。急性黄疸型肝炎病情恶化，2 周内出现Ⅱ度以上肝性脑病或其他重型肝炎表现，为急性肝衰竭；15~26 天有上述表现者为亚急性肝衰竭；在慢性肝病基础上出现的急性肝功能失代偿为慢加急性（亚急性）肝衰竭；在慢性肝炎或肝硬化基础上出现的重型肝炎为慢性肝衰竭。

（4）淤胆型肝炎：黄疸持续 3 周以上，并除外其他原因引起的肝内外梗阻性黄疸者，可诊断为急性淤胆型肝炎。在慢性肝炎基础上发生上述临床表现者，可诊断为慢性淤胆型肝炎。

（5）肝炎、肝硬化：根据肝纤维化非侵袭性检查、肝组织病理学检查结果诊断。

(三) 病原学诊断

1. 甲型肝炎

急性肝炎患者血清抗-HAV IgM 阳性，可确诊为 HAV 近期感染；在慢性乙型肝炎或自身免疫性肝病患者血清中检测抗-HAV IgM 阳性时，须排除类风湿因子及其他原因引起的假阳性。

2. 乙型肝炎

（1）急性乙型肝炎：HBsAg 滴度由高到低，消失后抗-HBs 阳性或急性期抗-HBc IgM 滴度高，抗-HBc IgG 阴性或低水平者。

（2）慢性乙型肝炎：既往有乙型肝炎病史或 HBsAg 阳性超过 6 个月，现 HBsAg 和（或）HBV DNA 仍为阳性者，可诊断为慢性 HBV 感染。根据 HBV 感染者的血清学、病毒学、生物化学试验及其他临床和辅助检查结果，可将慢性 HBV 感染分为如下几种：

1）慢性乙肝病毒携带者。多为年龄较小的处于免疫耐受期的 HBsAg、HBeAg 和 HBV DNA 阳性患者，1 年内连续随访 2 次以上均显示血清 ALT 和 AST 在正常范围，肝组织学检查无病变或病变轻微[52,59,60]。

2）HBeAg 阳性慢性乙型肝炎。血清 HBsAg、HBV DNA 和 HBeAg 阳性，

抗-HBe 阴性，血清 ALT 持续或反复升高，或肝组织学检查有肝炎病变。

3）HBeAg 阴性慢性乙型肝炎。血清 HBsAg 和 HBV DNA 阳性，HBeAg 持续阴性，抗-HBe 阳性或阴性，血清 ALT 持续或反复异常，或肝组织学检查有肝炎病变。

根据生化学试验及其他临床和辅助检查结果，2）和 3）两型慢性乙型肝炎可进一步分为轻度、中度和重度。

4）非活动性 HBsAg 携带者（inactive HBsAg carrier）。血清 HBsAg 阳性、HBeAg 阴性、抗-HBe 阳性或阴性，HBV DNA 低于检测下限，1 年内连续随访 3 次以上，每次至少间隔 3 个月，ALT 均在正常范围。肝组织学检查显示：组织学活动指数（HAI）评分＜ 4 或根据其他的半定量计分系统判定病变轻微。

5）隐匿性慢性乙型肝炎。血清 HBsAg 阴性，但血清和（或）肝组织中 HBV DNA 阳性，并有慢性乙型肝炎的临床表现。除 HBV DNA 阳性外，患者可有血清抗-HBs、抗-HBe 和（或）抗-HBc 阳性，但约 20%隐匿性慢性乙型肝炎患者的血清学标志物均为阴性。诊断主要通过 HBV DNA 检测，须排除其他病毒及非病毒因素引起的肝损伤。

6）乙型肝炎肝硬化。建立 HBV 相关肝硬化临床诊断的必备条件包括：①组织学或临床提示存在肝硬化的证据，肝组织学表现为弥漫性纤维化及假小叶形成，两者必须同时具备才能作出肝硬化病理诊断；②病因学明确的 HBV 感染证据。通过病史或相应的检查予以明确或排除其他常见引起肝硬化的病因，如 HCV 感染、乙醇和药物等[61]。

7）代偿期肝硬化。一般属 Child-Pugh A 级。可有轻度乏力、食欲减退或腹胀症状，ALT 和 AST 可异常，但尚无明显肝功能失代偿表现。可有门静脉高压症，如脾功能亢进及轻度食管胃底静脉曲张，但无食管胃底静脉曲张破裂出血、腹水和肝性脑病等。

8）失代偿期肝硬化。一般属 Child-Pugh B 级、C 级。患者常发生食管胃底静脉曲张破裂出血、肝性脑病、腹水等严重并发症。多有明显的肝功能失代偿，如血清白蛋白＜35g/L，胆红素＞35μmol/L，ALT 和 AST 不同程度升高，凝血酶原活动度（PTA）＜60%[62]。

为更准确地预测肝硬化患者的疾病进展，判断死亡风险，可按五期分类法评估肝硬化并发症情况。1 期：无静脉曲张，无腹水；2 期：有静脉曲张，无出血及腹水；3 期：有腹水，无出血，伴或不伴静脉曲张；4 期：有出血，伴或不伴腹水；5 期：脓毒血症。1 期、2 期为代偿期肝硬化；3~5 期为失代偿期肝硬化。1 期、2 期、3 期、4 期和 5 期 1 年的病死率分别为＜1%、3%～4%、20%、50%和＞60%。并发症的出现与肝硬化患者预后和死亡风险密切相关[61,63,64]。

3. 丙型肝炎

(1) 急性丙型肝炎：临床符合急性肝炎，血清或肝内 HCV RNA 阳性；或抗-HCV 阳性，但无其他型肝炎病毒的急性感染标志者。

(2) 慢性丙型肝炎：临床符合慢性肝炎，HCV 感染超过 6 个月，或有 6 个月以前的丙肝流行病学史，除外其他型肝炎、血清抗-HCV 阳性，或血清和（或）肝内 HCV RNA 阳性者。

(3) 慢性丙型肝炎肝外表现：肝外临床表现或综合征可能是机体异常免疫反应所致，包括类风湿关节炎、眼口干燥综合征、扁平苔藓、肾小球肾炎、混合型冷球蛋白血症、B 细胞淋巴瘤和迟发性皮肤卟啉症等。

4. 丁型肝炎

(1) 急性丁型肝炎：①急性 HDV、HBV 同时感染。急性肝炎患者，除急性 HBV 感染标志阳性外，血清抗-HDV IgM 阳性，抗-HDV IgG 低滴度阳性；或血清和（或）肝内 HDV Ag 及 HDV RNA 阳性。②HDV、HBV 重叠感染。慢性乙型肝炎患者或慢性 HBsAg 携带者，血清 HDV RNA 和（或）HDVAg 阳性，或抗-HDV IgM 和抗-HDV IgG 阳性，肝内 HDV RNA 和（或）肝内 HDVAg 阳性。

(2) 慢性丁型肝炎：临床符合慢性肝炎，血清抗-HDV IgG 持续高滴度，HDV RNA 持续阳性，肝内 HDV RNA 和（或）HDVAg 阳性。

5. 戊型肝炎

抗-HEV IgM 检测可作为急性戊型肝炎诊断的参考。急性肝炎患者血清抗-HEV 阳转或滴度由低到高，或抗-HEV 阳性＞1∶20，或斑点杂交法或 RT-PCR 法检测血清和（或）粪便 HEV RNA 阳性。

九、鉴别诊断

(1) 需与其他原因引起的黄疸如溶血性黄疸、肝外梗阻性黄疸相鉴别。

(2) 需与其他病毒引起的肝炎、感染中毒性肝炎、药物引起的肝损害、酒精性肝炎、自身免疫性肝病、脂肪肝及妊娠期急性脂肪肝、肝豆状核变性相鉴别。

十、预后

1. 急性肝炎

甲肝预后良好，多在 3 个月内康复；急性乙肝大部分可完全康复，10%～40%

转为慢性或病毒携带；急性丙肝多转为慢性或病毒携带；急性丁肝重叠 HBV 感染时约 70%转为慢性；戊肝病死率一般为 1%~5%。妊娠后期合并戊肝病死率为 10%~40%。

2. 慢性肝炎

轻度慢性肝炎一般预后良好，仅少数转为肝硬化。中度慢性肝炎预后较差，较大部分转为肝硬化，小部分转为肝癌。重度慢性肝炎发展为慢性重型肝炎或失代偿期肝硬化。

3. 肝衰竭（重型肝炎）

预后不良，病死率为 50%~70%。年龄较小、治疗及时、无并发症者病死率较低；急性重型肝炎存活者，远期预后较好，多不发展为慢性肝炎和肝硬化；亚急性重型肝炎存活者多数转为慢性肝炎或肝炎肝硬化；慢性重型肝炎病死率最高，可达 80%以上，存活者病情可多次反复。

4. 淤胆型肝炎

急性淤胆型肝炎预后较好，一般都能康复；慢性淤胆型肝炎预后较差，容易发展为胆汁性肝硬化。

5. 肝炎肝硬化

静止性肝硬化可较长时间维持生命；活动性肝硬化预后不良。

十一、治疗

（一）急性病毒性肝炎

（1）急性甲型、乙型和戊型肝炎：尽量卧床休息，给予对症及支持治疗，甲肝、戊肝需进行消化道隔离。

（2）孕妇和老年人患急性戊型肝炎，较易发展为重型肝炎，应按较重肝炎处理。

（3）急性丙型肝炎：尽早抗病毒治疗，早期应用干扰素可减少慢性化，加用利巴韦林口服，800~1000mg/d，可增强疗效。

（4）低脂、清淡饮食，积极保肝及对症支持治疗（慢性肝炎中详述）。

（二）慢性肝炎

（1）一般治疗：合理休息，低脂、清淡饮食，保持心理平衡，维持内环境稳定。

（2）对症治疗：①非特异性护肝药，如维生素、还原型谷胱甘肽、多烯磷脂酰胆碱、水飞蓟素等；②降酶药，如甘草酸二胺、联苯双酯、垂盆草、五味子制剂、叶下珠、齐墩果酸等；③退黄药，如茵栀黄、腺苷甲硫氨酸、熊去氧胆酸（优思弗）等；④降低血氨、预防肝性脑病药物，如门冬氨酸鸟氨酸。

（3）可考虑给予胸腺肽等免疫调节治疗；对有肝纤维化的患者，可加用安络化纤丸、复方鳖甲软肝片等抗肝纤维化、肝硬化治疗；对慢性乙肝、丙肝患者，可考虑给予抗病毒治疗（详述见后）。

（三）重型肝炎

（1）保肝及对症支持疗法：①绝对卧床休息，密切观察病情；②尽可能减少饮食中的蛋白质，以控制肠内氨的来源；③可给予口服庆大霉素或新霉素抑制肠道菌群繁殖，减少肠氨产生；④静脉滴注5%～10%葡萄糖溶液，补充足量维生素B、维生素C及维生素K；⑤静脉输入人血浆白蛋白或新鲜血浆；⑥注意维持水和电解质平衡；⑦积极给予保肝药物（见前叙述）等。

（2）促进肝细胞再生：①胰高血糖素-胰岛素（G-I）疗法。胰高血糖素1mg和胰岛素10U加入10%葡萄糖溶液500ml，1次/天，疗程14天。其疗效尚有争议。②肝细胞生长因子（HGF）为小分子多肽类物质。静脉滴注120～200mg/d，疗程1个月或更长，可能有一定疗效。③前列腺素E_1（PGE_1）可保护肝细胞，减少肝细胞坏死，改善肝脏的血液循环，促进肝细胞再生，静脉滴注或微量泵入10～20μg/d。

（3）并发症的防治。

1）肝性脑病的防治。①氨中毒的防治。低蛋白饮食；酸化及保持大便通畅；口服庆大霉素、新霉素或诺氟沙星以抑制肠道细菌，减少肠氨产生；可用精氨酸、谷氨酸钠、门冬氨酸鸟氨酸降低血氨治疗。②恢复正常神经递质，如左旋多巴。③可静脉输注支链氨基酸维持氨基酸平衡。④使用脱水剂、呋塞米防治脑水肿。⑤积极消除其诱因，如积极控制感染、减少出血及维持电解质平衡等。

2）上消化道出血的防治。流质少渣饮食，出血后使用立止血（注射用蛇毒血凝酶）、生长抑素、奥美拉唑（洛赛克）等止血治疗及输红细胞悬液治疗，输入新鲜血浆、血小板或凝血酶原复合物等，必要时可胃镜下行食管胃底静脉套扎术。

3）发生继发感染后合理使用抗生素，积极控制感染。

4）肝肾综合征的防治。扩张血容量，可用增加肾血流量的药物，可肌内或静脉注射呋塞米。必要时也可采用人工肝支持系统进行血液滤过治疗。

（4）人工肝支持系统：人工肝支持系统是一套治疗肝衰竭的系列组合方法，它借助非生物型或生物型的体外装置，清除各种有害物质，暂时代偿肝脏的部分功能，从而使肝细胞得以再生直至自体肝脏恢复或等待机会进行肝移植。目前的人工肝多数只能取代肝脏的部分功能，因此又被称为人工肝支持系统（artificial liver support system，ALSS），简称人工肝[65-68]（表4-6）。

表4-6 人工肝支持系统的分型

分型	技术	功能
Ⅰ型（非生物型）	血液透析/滤过 血液/血浆灌流、置换	以解毒功能为主，补充有益物质
Ⅱ型（生物型）	体外生物反应装置、体外植入肝细胞	具有肝特异性解毒、生物合成及转化功能
Ⅲ型（混合型）	Ⅱ型与Ⅰ型混合组成	兼有Ⅰ型、Ⅱ型功能

1）人工肝支持系统治疗的适应证：①各种原因引起的肝衰竭早期、中期，PTA为20%~40%和血小板＞$50×10^9$/L为宜；②晚期肝衰竭患者也可进行治疗，但并发症多见，应慎重；③未达到肝衰竭诊断标准，但有肝衰竭倾向者，也可考虑早期干预；④晚期肝衰竭肝移植术前等待供体、肝移植术后排异反应、移植肝无功能期。

2）人工肝支持系统治疗的禁忌证：①有严重活动性出血情况、出现DIC者；②对治疗过程中所用药品如血浆、肝素、鱼精蛋白等高度过敏者；③循环功能衰竭者；④心脑梗死非稳定期者；⑤严重全身感染者；⑥妊娠晚期。

3）人工肝支持系统治疗的并发症：①出血，如插管处出血、消化道出血、皮肤黏膜出血；②凝血，如灌流器凝血、留置管凝血；③低血压；④继发感染，如与人工肝治疗管路有关的感染、血源性感染；⑤失衡综合征；⑥溶血；⑦空气栓塞；⑧过敏反应，包括血浆过敏、鱼精蛋白过敏等。

（5）肝移植

1）肝移植：该技术治疗终末期肝病基本成熟。

2）肝（干）细胞移植（图4-3）：肝细胞移植是将正常成年肝细胞、不同发育阶段肝细胞、肝潜能细胞、修饰型肝细胞及相关生长刺激因子，通过不同途径移植到受体适当的靶位，使之定居、增殖、重建肝组织结构，以发挥正常肝功能的肝组织工程。

（四）乙肝的抗病毒治疗

治疗目标：尽量抑制HBV复制，减少肝细胞坏死及肝纤维化发生，延缓和减少肝衰竭、肝硬化失代偿、HCC及其他并发症的发生，从而改善生活质量和延长生存时间。在治疗过程中，对于部分适合的患者应尽可能追求慢性乙肝的临床治愈，即停止治疗后持续的病毒学应答，HBsAg消失，并伴有ALT复常和肝脏组织学的改善。

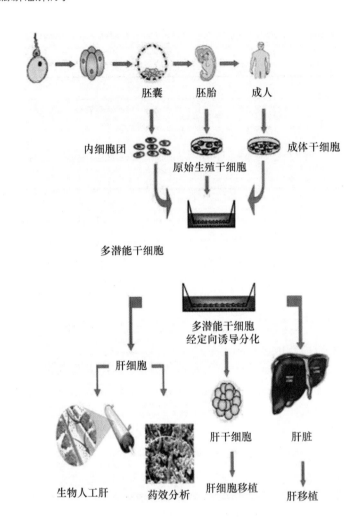

图 4-3 肝（干）细胞移植

1. 抗病毒治疗的适应证

抗病毒治疗的适应证主要根据血清 HBV DNA 水平、血清 ALT 和肝脏疾病严重程度来决定[60,69,70]，同时结合患者年龄、家族史和伴随疾病等因素，综合评估患者疾病进展风险后决定是否需要启动抗病毒治疗。动态的评估比单次的检测更加有临床意义。对 HBeAg 阳性患者，发现 ALT 水平升高后，建议观察 3~6 个月，如未发生自发性 HBeAg 血清学转换，才建议考虑抗病毒治疗。同时需注意，在开始治疗前应排除合并其他病原体感染或药物、乙醇、免疫等其他因素所致的 ALT 升高，也应排除应用降酶药物后 ALT 暂时性正常。一些特殊病，如肝硬化或服用联苯结构衍生物类药物者，其 AST 水平可高于 ALT，此时可将 AST 水平作为主要指标。

推荐接受抗病毒治疗的人群须同时满足以下条件[62,69]：

（1）HBeAg 阳性患者，HBV DNA≥20 000IU/ml（相当于 10^5 拷贝/ml）；HBeAg 阴性患者，HBV DNA≥2000IU/ml（相当于 10^4 拷贝/ml）。

（2）ALT 持续升高≥2×ULN（超过 3 个月）；如用干扰素治疗，一般情况下 ALT 应≤10×ULN，血清总胆红素应＜2×ULN。

对持续 HBV DNA 阳性、达不到上述治疗标准，但有以下情形之一者，由于疾病进展风险较大，可考虑给予抗病毒治疗：

（1）存在明显的肝脏炎症（2 级以上）或纤维化，特别是肝纤维化 2 级以上。

（2）ALT 持续处于 1×ULN 至 2×ULN，特别是年龄＞40 岁者，或 ALT 持续正常（每 3 个月检查 1 次，持续 12 个月），年龄＞30 岁，伴有肝硬化或肝癌家族史，建议行肝穿或无创性检查明确肝脏纤维化情况后给予抗病毒治疗。

（3）存在肝硬化的客观依据时，无论 ALT 和 HBeAg 情况，均建议积极抗病毒治疗。

2. α-干扰素

α-干扰素包括普通干扰素（IFN-α）和聚乙二醇化干扰素（Peg-IFN-α）。普通 IFN-α 治疗慢性乙型肝炎患者有一定的疗效，但 HBeAg 血清学转换率、HBV DNA 抑制及生化学应答率低于 Peg-IFN-α[71]。

（1）具有以下条件的 HBeAg 阳性慢性乙肝患者给予 Peg-IFN-α 治疗，HBeAg 血清学转换率更高：①HBV DNA＜$2×10^8$ IU/ml；②高 ALT 水平；③基因型为 A 型或 B 型；④HBsAg 水平低；⑤肝组织炎症坏死 G_2 以上。

在有抗病毒指征的患者中，相对年轻的患者（包括青少年患者）、希望近年内生育的患者、期望短期完成治疗的患者、初次接受抗病毒治疗的患者，可优先考虑 Peg-IFN-α 治疗。

（2）治疗方案：①对 HBeAg 阳性慢性乙型肝炎患者，普通干扰素（IFN-α）500 万 U，肌内注射，隔日 1 次，聚乙二醇化干扰素（Peg-IFN-α）180μg，皮下注射，每周 1 次，推荐疗程为 1 年，但治疗早期应答可帮助预测疗效。对于基因型 A 型和 D 型患者，若聚乙二醇干扰素治疗 12 周未发生 HBsAg 定量的下降，建议停止治疗（阴性预测值 97%～100%）。对于基因型 B 型和 C 型患者，若聚乙二醇干扰素治疗 12 周，HBsAg 定量仍＞20 000IU/ml，建议停止治疗（阴性预测值 92%～98%）。无论哪种基因型，若经过 24 周治疗 HBsAg 定量仍＞20 000IU/ml，建议停止治疗[72]。②对 HBeAg 阴性慢性乙型肝炎患者，若聚乙二醇干扰素治疗 12 周仍未发生 HBsAg 定量的下降，且 HBV DNA 较基线下降＜2Log，建议停止治疗（阴性预测值97%～100%）[73]。

（3）干扰素的不良反应及其处理：①流感样综合征，表现为发热、头痛、肌肉酸痛和乏力等，大部分患者第1周尤明显，后逐渐可缓解，但个别患者乏力、肌肉酸痛等可长期存在，停药后缓解。可在睡前注射IFN-α，出现发热时可服用解热镇痛药。②骨髓抑制，出现一过性外周血细胞减少，若中性粒细胞绝对计数≤0.75×10^9/L和（或）血小板＜50×10^9/L，应降低IFN-α剂量；1～2周后复查，如恢复，则逐渐增加至原量。中性粒细胞绝对计数≤0.5×10^9/L和（或）血小板＜25×10^9/L，则应暂停使用IFN。对中性粒细胞明显降低者，可给予粒细胞集落刺激因子（G-CSF）或粒细胞巨噬细胞集落刺激因子（GM-CSF）治疗。③精神异常，可表现为抑郁、妄想、重度焦虑等精神症状。对症状严重者，应及时停用IFN，同时需对患者进行心理治疗。④自身免疫性疾病，一些患者可出现自身抗体，少部分患者出现甲状腺疾病、糖尿病、血小板减少、银屑病、白斑、类风湿关节炎和系统性红斑狼疮样综合征等，严重者需停药，用药过程中需随访甲状腺功能。⑤其他少见的不良反应，包括肾脏损害、心血管并发症、视网膜病变、听力下降和间质性肺炎等，若出现上述不良反应，则需及时停药。

（4）IFN-α治疗的禁忌证

1）IFN-α治疗的绝对禁忌证包括：妊娠或短期内有妊娠计划、精神病史（具有精神分裂症或重度抑郁症等病史）、未能控制的癫痫、失代偿期肝硬化、未控制的自身免疫性疾病、伴有严重感染、视网膜疾病、心衰、慢性阻塞性肺疾病等基础疾病。

2）IFN-α治疗的相对禁忌证包括：甲状腺疾病、既往抑郁症史、未控制的糖尿病或高血压、治疗前中性粒细胞计数＜1.0×10^9/L和（或）血小板计数＜50×10^9/L。因干扰素有导致骨髓抑制、肝衰竭等并发症的可能，代偿期肝硬化患者也应慎用。

3. 核苷类似物（NAs）

NAs包括恩替卡韦（entecavir，ETV）、富马酸替诺福韦酯（tenofovirdisoproxil fumarate，TDF）、替比夫定（telbivudine，LdT）、阿德福韦酯（adefovir dipivoxil，ADV）、拉米夫定（lamivudine，LAM）。

应用NAs治疗慢性乙型肝炎，强调首选高基因耐药屏障的药物，如ETV、TDF；如果应用低基因耐药屏障的药物，如LAM，应该进行优化治疗或联合治疗（如LAM+ADV）。

（1）治疗方案

1）对慢性乙肝、乙肝后肝硬化患者，无论HBeAg阳性或阴性，若为初治，首选 ETV、TDF 或 Peg-IFN（失代偿期肝硬化者不选用 Peg-IFN），对 HBeAg 阳性慢性乙肝患者，总疗程至少 4 年，在达到 HBV DNA 低于检测下限、ALT 复常、HBeAg 血清学转换后，再巩固治疗至少 3 年（每隔 6 个月复查 1 次）仍保持不变者，可考虑停药，但延长疗程可减少复发[74,75]；对 HBeAg 阴性慢性乙肝患者，建议治疗达到 HBsAg 消失且 HBV DNA 检测不到，再巩固治疗 1 年半（经过至少 3 次复查，每次间隔 6 个月）仍保持不变时，可考虑停药[75,76]；对肝硬化患者，可长期服用核苷类似物抗病毒治疗。

2）特殊人群的抗病毒治疗：①因肿瘤接受化疗或免疫抑制治疗慢性乙肝病毒感染者，尤其是接受大剂量类固醇治疗者，首选 ETV 或 TDF 预防性抗病毒治疗，可以明显降低乙型肝炎再活动，减少乙型肝炎活动、肝衰竭风险[77]。②对 HBsAg 阳性或 HBV DNA 阳性的急性、亚急性、慢加急性肝衰竭患者应尽早应用 NAs 抗病毒治疗，首选 ETV 或 TDF。③肝移植者只要 HBsAg 或（和）HBV DNA 阳性都应进行抗病毒治疗，首选 ETV 或 TDF，对于移植前患者 HBV DNA 不可测的 HBV 再感染低风险患者，可在移植前予以 ETV 或 TDF 治疗，术后无需使用乙肝免疫球蛋白（HBIG）。对于移植肝 HBV 再感染高风险患者，肝移植后主要抗病毒方案为核苷类似物（建议 ETV 或 TDF）联合低剂量 HBIG，能更好地抑制肝移植术后乙型肝炎复发。④对 HBV DNA 阳性的肝细胞癌（HCC）患者建议应用核苷类似物抗病毒治疗，首选 ETV 或 TDF。⑤妊娠期间乙型肝炎发作患者，ALT 轻度升高可密切观察，肝脏病变较重者，在与患者充分沟通并权衡利弊后，可以使用 TDF 或 LdT 抗病毒治疗；对于抗病毒治疗期间意外妊娠的患者，如应用干扰素治疗，建议终止妊娠；若应用的是妊娠 B 级药物（LdT 或 TDF）或 LAM，治疗可继续；若应用的是 ETV 和 ADV，需换用 LdT 或 TDF 继续治疗，不建议终止妊娠；为进一步减少 HBV 母婴传播，妊娠中后期 HBV DNA 载量 $>2\times10^6$ IU/ml，在充分沟通、权衡利弊的情况下，可于妊娠第 28 周开始给予 TDF、LdT 或 LAM，建议于产后 1～3 个月停药，停药后可以母乳喂养。⑥对于儿童进展期肝病或肝硬化患儿，应及时抗病毒治疗，1 岁以上儿童可考虑 IFN-α 治疗；2 岁以上可选用恩替卡韦治疗；12 岁以上可选用替诺福韦治疗，但需警惕药物副作用及耐药风险。⑦对于已经存在肾脏疾患及其高危风险的慢性乙肝患者，应尽可能避免应用阿德福韦酯或替诺福韦酯。对于存在肾损害风险的慢性乙肝患者，推荐使用恩替卡韦或替比夫定治疗。

（2）药物不良反应：NAs 总体安全性和耐受性良好，但在临床应用中仍有少见甚至严重不良反应的发生，如肾功能不全（主要见于阿德福韦酯治疗）、低磷性骨病（主要见于阿德福韦酯、替诺福韦治疗）、肌炎（主要见于替比夫定治疗）、横纹肌溶解（主要见于替比夫定）、乳酸酸中毒等（可见于拉米夫定、恩替卡韦、替比夫定），应重视。一旦出现上述不良反应，应及时停药或改用其他药物，并给予积极的相应治疗干预。

（3）耐药监测：耐药是 NAs 长期治疗慢性乙型肝炎所面临的主要问题之一。耐药可引发病毒学突破、生化学突破、病毒学反弹及肝炎发作，少数患者可出现肝脏失代偿、急性肝衰竭，甚至死亡[78]。

目前未检测到 TDF 相关耐药，研究表明无论是 LAM、ADV、ETV 耐药，还是 ADV 应答不佳、LAM 和 ADV 联合耐药等情况，TDF 都表现出较高的病毒学应答，且耐受性良好（表 4-7）[79-81]。在 NAs 初治乙肝患者中（HBeAg 阳性或阴性），ETV 治疗 5 年的累积耐药发生率为 1.2%，但在已发生 LAM 耐药的患者中，ETV 治疗 5 年的累积耐药发生率升高至 51%[82]。LDT 抗病毒活性优于 LAM，且耐药发生率低于 LAM[83, 84]，但总体耐药率仍然偏高。ADV 治疗 5 年时患者的累积耐药基因突变发生率为 29%，病毒学耐药发生率为 20%，ADV 联合 LAM，对于 LAM 耐药的慢性乙型肝炎能有效抑制 HBV DNA，促进 ALT 复常，且联合用药者对 ADV 的耐药发生率更低[85]。

表 4-7 NAs 耐药挽救治疗

耐药种类	推荐药物
LAM 或 LDT 耐药	换用 TDF，或加用 ADV
ADV 耐药，之前未使用 LAM	换用 ETV，或 TDF
治疗 LAM/LDT 耐药时出现对 ADV 耐药	换用 TDF，或 ETV+ADV
ETV 耐药	换用 TDF，或加用 ADV
发生多药耐药突变（A181T+N236T+M204V）	ETV 联合 TDF，或 ETV+ADV

（4）Peg-IFN-α 与 NAs 联合或序贯治疗：同步联合 Peg-IFN-α 与 NAs 的治疗方案是否能提高疗效仍不确切。同步联合方案较 Peg-IFN-α 单药在治疗结束时 HBeAg 转换、HBsAg 清除、病毒学应答、生化学应答等方面存在一定优势，但未显著改善停药后的持久应答率[86,87]。另有研究显示在 Peg-IFN-α 基础上加用 ETV，并未提高 HBeAg 血清学转换率及 HBsAg 清除率[88]。使用 NAs 降低病毒载量后联合或序贯 Peg-IFN-α 的方案，较 NAs 单药在 HBeAg 血清学转换及 HBsAg 下降方面有一定的优势[89,90]。但由于替比夫定与 Peg-IFN-α 联用可能导致横纹肌溶解副作用增加，不建议两者联合使用。

（五）丙肝的抗病毒治疗

治疗目标：清除 HCV，获得治愈，清除或减轻 HCV 相关肝损害，阻止进展为肝硬化、失代偿性肝硬化、肝衰竭或肝癌，改善患者的长期生存率，提高患者的生活质量[91]。

1. **抗病毒治疗的适应证**

HCV 现症感染，同时无治疗禁忌证的患者。

2. **聚乙二醇化干扰素联合利巴韦林（Peg-IFN-α+PR）**

目前我国批准用于慢性丙型肝炎的治疗药物为聚乙二醇化干扰素 α（Peg-IFN-α）、普通干扰素和利巴韦林[92]。Peg-IFN-α 联合利巴韦林仍然是我国目前慢性丙型肝炎主要的抗病毒治疗方案，其次是普通 IFN-α 与利巴韦林联合疗法，均优于单用 IFN。Peg-IFN-α-2a 给药剂量为 180μg，皮下注射，每周 1 次，按我国处方集 Peg-IFN-α-2b 推荐剂量为 1.5μg/kg，每周 1 次皮下注射[93]。

3. **直接抗病毒药物（DAAs）**

DAAs 包括非结构蛋白（non-structural，NS）3/4A 蛋白酶抑制剂（如 Simeprevir、Asunaprevir）、NS5A 抑制剂（如 Daclatasvir）和 NS5B 聚合酶核苷类似物抑制剂（Sofosbuvir）、NS5B 聚合酶核苷类似物抑制剂/NS5A 蛋白抑制剂（Sofosbuvir/Ledipasvir）、NS3/4A 蛋白酶抑制剂/NS5A 抑制剂/CYP3A4 强力抑制剂（Paritaprevir/Ombitasvir/Ritonavir）、NS5B 聚合酶非核苷类似物抑制剂（Dasabuvir）等，我国尚未上市。以 DAAs 为基础的抗病毒方案包括 1 个 DAA 联合 PR，DAAs 联合利巴韦林，以及不同 DAAs 联合或复合制剂[94]。如果患者具有干扰素绝对禁忌证，应考虑使用以 DAAs 为基础的方案。

4. **特殊人群的抗病毒治疗**

（1）目前被批准的儿童抗病毒治疗药物为干扰素（IFN 和 Peg-IFN），适合 2 岁以上的儿童，有明显肝纤维化时（F_2 以上）开始治疗。

（2）合并肾损害者首选的治疗是无干扰素和无利巴韦林的 DAAs 方案。

（3）肝移植前至少 30 天应该开始抗病毒治疗，防止移植后 HCV 再感染，使用 DAAs 方案。

（4）代偿性肝硬化（Child-Pugh A 级），根据不同基因型应用标准剂量 Peg-IFN-α 联合利巴韦林（RBV）的治疗方案，疗程 48～72 周，Peg-IFN-α + Sofosbuvir + RBV，疗程 12～24 周；Sofosbuvir + Daclatasvir，疗程 12～24 周，优先推荐无干扰素的治疗方案。失代偿性肝硬化（Child-Pugh B/C 级），选择无干扰素和无利巴韦林的治疗方案，所有基因型均可以采用 Sofosbuvir + Daclatasvir 联合治疗。

十二、预防

1. 控制传染源

（1）急性患者隔离期：甲肝、戊肝病后消化道隔离 3 周，乙肝 HBsAg 阴转、丙肝 HCV RNA 阴转前进行接触隔离。

（2）慢性患者/病毒携带者（乙型、丙型）：加强管理，包括献血员、性知识教育等。

2. 切断传播途径

（1）甲型、戊型肝炎：重点搞好卫生措施，注意饮食卫生及消毒。

（2）乙型、丙型、丁型肝炎：重点防止血液/体液传播。

3. 保护易感人群

（1）主动免疫：甲肝减毒活疫苗、乙肝疫苗。

（2）被动免疫：甲肝人血清或胎盘球蛋白、高滴度抗-HBV IgG（乙肝免疫球蛋白 HBIG）。对 HBsAg 阳性母亲的新生儿，应在出生后 24h 内尽早（最好在出生后 12h）注射 HBIG，剂量应≥100IU，同时在不同部位接种 10μg 重组酵母乙型肝炎疫苗，在 1 个月和 6 个月时分别接种第 2 和第 3 针乙肝疫苗，可显著提高阻断母婴传播的效果[95,96]。

（辛小娟）

参 考 文 献

[1] Yan H, Zhong G, Xu G, et al. Sodium taurocholate cotransporting polypeptide is a functional receptor for human hepatitis B and D virus. Elife, 2012, 1:e00049. DOI: 10. 7554/eLife. 00049.

[2] Lin C L, Kao J H. The clinical implications of hepatitis B virus genotype: Recent advances. J Gastroenterol Hepatol, 2011, 26 Suppl 1:123-130.

[3] Livingston S E, Simonetti J P, Bulkow L R, et al. Clearance of hepatitis B e antigen in patients with chronic hepatitis B and genotypes A, B, C, D, and F. Gastroenterology, 2007, 133:1452-1457.

[4] Yu M W, Yeh S H, Chen P J, et al. Hepatitis B virus genotype and DNA level and hepatocellular carcinoma: A prospective study in men. J Natl Cancer Inst, 2005, 97:265-272.

[5] Lim S G, Cheng Y, Guindon S, et al. Viral quasi-species evolution during hepatitis B e antigen seroconversion. Gastroenterology, 2007, 133:951-958.

[6] Wang H Y, Chien M H, Huang H P, et al. Distinct hepatitis B virus dynamics in the

immunotolerant and early immunoclearance phases. J Virol, 2010, 84:3454-3463.

[7] Liu F, Chen L, Yu D M, et al. Evolutionary patterns of hepatitis B virus quasispecies under different selective pressures: Correlation with antiviral efficacy. Gut, 2011, 60:1269-1277.

[8] Simmonds P, Bukh J, Combet C, et al. Consensus proposals for a unified system of nomenclature of hepatitis C virus genotypes. Hepatology, 2005, 42:962-973.

[9] Rao H, Wei L, Lopez-Talavera J C, et al. Distribution and clinical correlates of viral and host genotypes in Chinese patients with chronic hepatitis C virus infection. J Gastroenterol Hepatol, 2014, 29:545-553.

[10] Ott J J, Stevens G A, Groeger J, et al. Global epidemiology of hepatitis B virus infection: New estimates of age-specific HBsAg seroprevalence and endemicity. Vaccine, 2012, 30:2212-2219.

[11] Lozano R, Naghavi M, Foreman K, et al. Global and regional mortality from 235 causes of death for 20 age groups in 1990 and 2010: A systematic analysis for the Global Burden of Disease Study 2010. Lancet, 2012, 380:2095-2128.

[12] Goldstein S T, Zhou F, Hadler S C, et al. A mathematical model to estimate global hepatitis B disease burden and vaccination impact. Int J Epidemiol, 2005, 34:1329-1339.

[13] Wang F S, Fan J G, Zhang Z, et al. The global burden of liver disease: The major impact of China. Hepatology, 2014, 60:2099-2108.

[14] Zarski J P, Marcellin P, Leroy V, et al. Characteristics of patients with chronic hepatitis B in France: Predominant frequency of HBe antigen negative cases. J Hepatol , 2006, 45:355-360.

[15] MohdHanafiah K, Groeger J, Flaxman A D, et al. Global epidemiology of hepatitis C virus infection: New estimates of age-specific antibody to HCV seroprevalence. Hepatology, 2013, 57:1333-1342.

[16] Lavanchy D. The global burden of hepatitis C. Liver Int, 2009, 29, Suppl 1:74-81.

[17] Geneva: World Health Organization. Guidelines for the screening, care and treatment of persons with hepatitis infection. 2014. ISBN:9789241548755.

[18] 陈圆生, 李黎, 崔富强, 等. 中国丙型肝炎血清流行病学研究. 中华流行病学杂志, 2011, 2:888 -891.

[19] Rao H, Wei L, Lopez-Talavera J C, et al. Distribution and clinical correlates of viral and host genotypes in Chinese patients with chronic hepatitis C virus infection. J Gastroenterol Hepatol, 2014, 29:545-553.

[20] Lai C L, Ratziu V, Yuen M F, et al. Viral hepatitis B. Lancet, 2003, 362:2089-2094.

[21] Liaw Y F. Natural history of chronic hepatitis B virus infection and long-term outcome under treatment. Liver Int, 2009, 29 Suppl 1:100-107.

[22] Hui C K, Leung N, Yuen S T, et al. Natural history and disease progression in Chinese chronic

hepatitis B patients in immune-tolerant phase. Hepatology, 2007, 46:395-401.

[23] Liaw Y F. Hepatitis flares and hepatitis B e antigen seroconversion: Implication in anti-hepatitis B virus therapy. J Gastroenterol Hepatol, 2003, 18:246-252.

[24] Chu C M, Hung S J, Lin J, et al. Natural history of hepatitis B e antigen to antibody seroconversion in patients with normal serum aminotransferase levels. Am J Med, 2004, 116:829-834.

[25] McMahon B J. The natural history of chronic hepatitis B virus infection. Hepatology, 2009, 49:S45-55.

[26] Fattovich G, Bortolotti F, Donato F. Natural history of chronic hepatitis B: Special emphasis on disease progression and prognostic factors. J Hepatol, 2008, 48:335-352.

[27] Chen Y C, Chu C M, Liaw Y F. Age-specific prognosis following spontaneous hepatitis B e antigen seroconversion in chronic hepatitis B. Hepatology, 2010, 51:435-444.

[28] Park B K, Park Y N, Ahn S H, et al. Long-term outcome of chronic hepatitis B based on histological grade and stage. J Gastroenterol Hepatol, 2007, 22:383-388.

[29] Lin S M, Yu M L, Lee C M, et al. Interferon therapy in HBeAg positive chronic hepatitis reduces progression to cirrhosis and hepatocellular carcinoma. J Hepatol, 2007, 46:45-52.

[30] Chu C M, Liaw Y F. Hepatitis B virus-related cirrhosis: Natural history and treatment. Semin Liver Dis, 2006, 26:142-152.

[31] Chen Y C, Chu C M, Yeh C T, et al. Natural course following the onset of cirrhosis in patients with chronic hepatitis B: A long-term follow-up study. Hepatol Int, 2007, 1:267-273.

[32] McMahon B J, Holck P, Bulkow L, et al. Serologic and clinical outcomes of 1536 Alaska Natives chronically infected with hepatitis B virus. Ann Intern Med, 2001, 135:759-768.

[33] Fattovich G, Giustina G, Schalm S W, et al. Occurrence of hepatocellular carcinoma and decompensation in western European patients with cirrhosis type B. The EUROHEP Study Group on Hepatitis B Virus and Cirrhosis. Hepatology, 1995, 21:77-82.

[34] Tseng T C, Liu C J, Yang H C, et al. Serum hepatitis B surface antigen levels help predict disease progression in patients with low hepatitis B virus loads. Hepatology, 2013, 57:441-450.

[35] Tseng T C, Liu C J, Yang H C, et al. High levels of hepatitis B surface antigen increase risk of hepatocellular carcinoma in patients with low HBV load. Gastroenterology, 2012, 142: 1140-1149.

[36] Farci P, Alter H J, Wong D, et al. A long-term study of hepatitis C virus replication in non-A, non-B hepatitis. N Engl J Med, 1991, 325(2):98-104.

[37] Freeman A J, Dore G J, Law M G, et al. Estimating progression to cirrhosis in chronic hepatitis C virus infection. Hepatolgy, 2001, 34:809-816.

[38] El-Serag H B, Rudolph K L. Hepatocellular carcinoma:Epidemiology and molecular carcinogenesis. Gastroenterology, 2007, 132:2557-2576.

[39] Irshad M, Mankotia D S, Irshad K. An insight into the diagnosis and pathogenesis of hepatitis C virus infection. World J Gastroenterol, 2013, 19:7896-7909.

[40] Heim M H. Innate immunity and HCV. J Hepatol, 2013, 58:564-574.

[41] Bedossa P, Poynard T. An algorithm for the grading of activity in chronic hepatitis C. The METAVIR Cooperative Study Group. Hepatology, 1996, 24:289-293.

[42] Kim S U, Oh H J, Wanless I R, et al. The Laennec staging system for histological sub-classification of cirrhosis is useful for stratification of prognosis in patients with liver cirrhosis. J Hepatol, 2012, 57:556-563.

[43] Xu S, Wang Y. qFibrosis: A fully-quantitative innovative method incorporating histological features to facilitate accurate fibrosis scoring in animal model and chronic hepatitis B patients. J Hepatol, 2014, 61:260-269.

[44] Ding H, Ma J J, Wang W P, et al. Assessment of liver fibrosis: The relationship between point shear wave elastography and quantitative histological analysis. J Gastroenterol Hepatol, 2015, 30:553-558.

[45] 中华人民共和国卫生部. 原发性肝癌诊疗规范（2011 年版）摘要. 中华肝脏病杂志, 2012, 20:419-426.

[46] Wong G L, Chan H L, Tse Y K, et al. On-treatment alpha-fetoprotein is a specific tumor marker for hepatocellular carcinoma in patients with chronic hepatitis B receiving entecavir. Hepatology, 2014, 59:986-995.

[47] Amaddeo G, Cao Q, Ladeiro Y, et al. Integration of tumour and viral genomic characterizations in HBV-related hepatocellular carcinomas. Gut, 2015, 64:820-829.

[48] Scott D R, Levy M T. Liver transient elastography (Fibroscan): A place in the management algorithms of chronic viral hepatitis. Antivir Ther, 2010, 15:1-11.

[49] Shaheen A A, Wan A F, Myers R P. FibroTest and FibroScan for the prediction of hepatitis C-related fibrosis: A systematic review of diagnostic test accuracy. Am J Gastroenterol, 2007, 102:2589-2600.

[50] Wai C T, Greenson J K, Fontana R J, et al. A simple noninvasive index can predict both significant fibrosis and cirrhosis in patients with chronic hepatitis C. Hepatology, 2003, 38:518-526.

[51] Lampertico P, Maini M, Papatheodoridis G. Optimal management of hepatitis B virus infection - EASL special conference. J Hepatol, 2015, 63(5)：32-39.

[52] Liaw Y F, Kao J H, Piratvisuth T, et al. Asian-Pacific consensus statement on the management of chronic hepatitis B: A 2012 update. Hepatol Int, 2012, 6:531-561.

[53] Fan R, Sun J, Yuan Q, et al. Baseline quantitative hepatitis B core antibody titre alone strongly

predicts HBeAg seroconversion across chronic hepatitis B patients treated with peginterferon or nucleos (t) ide analogues. Gut, 2015, 65（2）: 313-320.

[54] Hou F Q, Song L W, Yuan Q, et al. Quantitative hepatitis B core antibody level is a new predictor for treatment response in HBeAg-positive chronic hepatitis B patients receiving peginterferon. Theranostics, 2015, 5:218-226.

[55] Long L, Shen T, Gao J, et al. Effectiveness of HCV core antigen and RNA quantification in HCV-infected and HCV/HIV-1-coinfected patients. BMC Infect Dis, 2014, 14:577.

[56] 龙璐, 刘媛, 段昭君, 等. 抗HCV抗体水平在不同HCV感染人群中的临床意义评价. 中华肝脏病杂志, 2014, 22:244-250.

[57] Yang R, Cong X, Du S, et al. Performance comparison of the versant HCV genotype 2.0 assay (LiPA) and the abbott realtime HCV genotype Ⅱ assay for detecting hepatitis C virus genotype 6. J Clin Microbiol, 2014, 52:3685-3692.

[58] Abe H, Hayes C N, Hiraga N, et al. A translational study of resistance emergence using sequential direct-acting antiviral agents for hepatitis C using ultra-deep sequencing. Am J Gastroenterol, 2013, 108:1464-1472.

[59] Ganem D, Prince A M. Hepatitis B virus infection—natural history and clinical consequences. N Engl J Med , 2004, 350:1118-1129.

[60] Ofliver E A F. Corrigendumto: "EASL clinical practice guidelines: Management of chronic hepatitis B virus infection" [J Hepatol, 2012, 57:167-185]. J Hepatol, 2013, 58(1): 201.

[61] 科技部十二五重大专项联合课题组. 乙型肝炎病毒相关肝硬化的临床诊断、评估和抗病毒治疗的综合管理. 中华肝脏病杂志, 2014, 22:327-335.

[62] 中华医学会肝病学分会, 中华医学会感染病学分会, Association C M. 慢性乙型肝炎防治指南(2010年版). 中华肝脏病杂志, 2011, 19:13-24.

[63] Garcia-Tsao G, Friedman S, Iredale J, et al. Now there are many (stages) where before there was one: In search of a pathophysiological classification of cirrhosis. Hepatology, 2010, 51: 1445-1449.

[64] Arvaniti V, D'Amico G, Fede G, et al. Infections in patients with cirrhosis increase mortality four-fold and should be used in determining prognosis. Gastroenterology, 2010, 139:1246-1256.

[65] 人工肝支持系统治疗指针、标准及技术指南. 中华传染病杂志, 2002, 4(20): 254-258.

[66] 非生物型人工肝支持系统治疗肝衰竭指南(2009年版). 中华临床感染病杂志, 2009, 6:321-325.

[67] 肝衰竭诊治指南（2012版）. 实用肝脏病杂志, 2013, 3(16):210-216.

[68] 杨建乐, 黄建荣. 人工肝支持系统在肝衰竭治疗中的应用. 临床肝胆杂志, 2015, 9:1405-1410.

[69] Caviglia G P, Abate M L, Pellicano R, et al. Chronic hepatitis B therapy: Available drugs and

treatment guidelines. Minerva Gastroenterol Dietol, 2015, 61:61-70.

[70] Vallet-Pichard A, Pol S. Hepatitis B virus treatment beyond the guidelines: Special populations and consideration of treatment withdrawal. Therap Adv Gastroenterol, 2014, 7:148-155.

[71] Zhao H, Kurbanov F, Wan M B, et al. Genotype B and younger patient age associated with better response to low-dose therapy: A trial with pegylated/nonpegylated interferon-alpha-2b for hepatitis B e antigen-positive patients with chronic hepatitis B in China. Clin Infect Dis, 2007, 44:541-548.

[72] Milan J S, Bettina E H, Teerha P, et al. Response-Guided Peginterferon Therapy in Hepatitis B e Antigen-Positive Chronic Hepatitis B Using Serum Hepatitis B Surface Antigen Levels. Hepatology, 2013, 58:872-880.

[73] Rijckborst V, Hansen B E, Ferenci P, et al. Validation of a stopping rule at week 12 using HBsAg and HBV DNA for HBeAg-negative patients treated with peginterferon alfa-2a. J Hepatol, 2012, 56:1006-1011.

[74] Reijnders J G, Perquin M J, Zhang N, et al. Nucleos（t）ide analogues only induce temporary hepatitis B e antigen seroconversion in most patients with chronic hepatitis B. Gastroenterology, 2010, 139:491-498.

[75] Chi H, Hansen B E, Yim C, et al. Reduced risk of relapse after long-term nucleos(t)ide analogue consolidation therapy for chronic hepatitis B. Aliment Pharmacol Ther, 2015, 41:867-876.

[76] Jeng W J, Sheen I S, Chen Y C, et al. Off-therapy durability of response to entecavir therapy in hepatitis B e antigen-negative chronic hepatitis B patients. Hepatology, 2013, 58:1888-1896.

[77] Loomba R, Rowley A, Wesley R, et al. Systematic review: The effect of preventive lamivudine on hepatitis B reactivation during chemotherapy. Ann Intern Med, 2008, 148:519-528.

[78] 参加乙型肝炎耐药讨论会专家. 核苷和核苷酸类药物治疗慢性乙型肝炎的耐药及其管理. 中国病毒病杂志, 2013, 18:1-10.

[79] Fung S, Kwan P, Fabri M, et al. Randomized comparison of tenofovirdisoproxil fumarate vs emtricitabine and tenofovirdisoproxil fumarate in patients with lamivudine-resistant chronic hepatitis B. Gastroenterology, 2014, 146:980-988.

[80] Lim Y S, Yoo B C, Byun K , et al. Tenofovirmonotherapy versus tenofovir and entecavir combination therapy in adefovir-resistant chronic hepatitis B patients with multiple drug failure: Results of a randomised trial. Gut, 2015.

[81] Patterson S J, George J, Strasser S I, et al. Tenofovirdisoproxil fumarate rescue therapy following failure of both lamivudine and adefovir dipivoxil in chronic hepatitis B. Gut, 2011, 60:247-254.

[82] Tenney D J, Rose R E, Baldick C J, et al. Long-term monitoring shows hepatitis B virus resistance to entecavir in nucleoside-naive patients is rare through 5 years of therapy. Hepatology,

2009, 49:1503-1514.

[83] Hou J, Yin Y K, Xu D, et al. Telbivudine versus lamivudine in Chinese patients with chronic hepatitis B: Results at 1 year of a randomized, double-blind trial. Hepatology, 2008, 47:447-454.

[84] Liaw Y F, Gane E, Leung N, et al. 2-Year GLOBE trial results: Telbivudine Is superior to lamivudine in patients with chronic hepatitis B. Gastroenterology, 2009, 136:486-495.

[85] Lampertico P, Vigano M, Manenti E, et al. Low resistance to adefovir combined with lamivudine: A 3-year study of 145 lamivudine-resistant hepatitis B patients. Gastroenterology, 2007, 133: 1445-1451.

[86] Kim V, Abreu R M, Nakagawa D M, et al. Pegylated interferon alfa for chronic hepatitis B: Systematic review and meta-analysis. J Viral Hepat , 2015, 23（3）：154-169.

[87] Wong G L, Wong V W, Chan H L. Combination therapy of interferon and nucleotide/nucleoside analogues for chronic hepatitis B. J Viral Hepat , 2014, 21:825-834.

[88] Xie Q, Zhou H, Bai X, et al. A randomized, open-label clinical study of combined pegylated interferon Alfa-2a (40KD) and entecavir treatment for hepatitis B "e" antigen-positive chronic hepatitis B. Clin Infect Dis , 2014, 59:1714-1723.

[89] Chi H, Xie Q, Zhang N, et al. Addition of Peginterferon Alfa-2b During Long-term Nucleos（t）ide Analogue Therapy Increases HBeAg Seroconversion and HBsAg Decline - Week 48 Results From a Multicenter Randomized Controlled Trial (PEGON Study). Hepatology, 2014, 60: 1106-1112.

[90] Ning Q, Han M, Sun Y, et al. Switching from entecavir to PegIFN alfa-2a in patients with HBeAg-positive chronic hepatitis B: A randomised open-label trial (OSST trial). J Hepatol, 2014, 61:777-784.

[91] Bunchorntavakul C, Maneerattanaporn M, Chavalitdhamrong D. Management of patients with hepatitis C infection and renal disease. World J Hepatol, 2015, 7:213-225.

[92] 中华医学会肝病学分会，中华医学会传染病与寄生虫病学分会．丙型肝炎防治指南．中华内科杂志, 2004, 43:551-555.

[93] 中国国家处方集编委会．中国国家处方集．北京:人民军医出版社, 2010.

[94] European Association for the Study of the Liver. EASL Recommendations on Treatment of Hepatitis C 2015. J Hepatol, 2015, 63:199-236.

[95] Singh A E, Plitt S S, Osiowy C, et al. Factors associated with vaccine failure and vertical transmission of hepatitis B among a cohort of Canadian mothers and infants. J Viral Hepat, 2011, 18:468-473.

[96] Tran T T. Management of hepatitis B in pregnancy: Weighing the options. Cleve Clin J Med, 2009, 76 Suppl 3:S25-29.

第五章　非酒精性脂肪性肝病的诊断及治疗

一、概况

非酒精性脂肪性肝病（non-alcoholic fatty liver disease，NAFLD）是指除外酒精和其他明确的损肝因素所致，以弥漫性肝细胞大泡性脂肪变为主要特征的临床病理综合征。它是与遗传易感、热量过剩、肠道微生态失衡、胰岛素抵抗和氧化应激等因素密切相关的一种复杂疾病，包括三大类：非酒精性单纯性脂肪肝（non-alcoholic fatty liver，NAFL）、非酒精性脂肪性肝炎（non-alcoholic steatohepatitis，NASH）和非酒精性脂肪性肝硬化（non-alcoholic cirrhosis，NAC）[1-5]。我国 NAFLD 的发病率近年来显著升高，同时可与病毒性肝炎、药物性肝病等其他因素并存，互为影响，加重病情[6]。NAFLD 的预后取决于肝组织学特征，是 NAFL 还是 NASH，是否伴有肝纤维化或肝硬化。NAFL 是指存在肝脏的脂肪变性但没有肝细胞气球样变等肝脏损伤的病理学改变，NAFL 不一定会发展为 NASH，并很少进展到肝硬化，随访 10~20 年肝硬化发生率仅 0.6%~3%，经调整生活方式，大部分 NAFL 均可康复。而 NASH 不仅存在肝脏的脂肪变性，还有肝细胞受损，部分伴纤维化，NASH 患者 10~15 年肝硬化发生率高达 15%~25%。NASH 患者甚至可不经过肝硬化阶段直接发展为肝癌。NAFLD 不仅与失代偿期肝硬化、肝衰竭、原发性肝癌的发生、移植肝 NASH 复发密切相关，同时 NAFLD 也是代谢综合征（metabolism syndrome，MS）在肝脏的表现，与 2 型糖尿病、动脉硬化性心脑肾血管疾病及肝外恶性肿瘤所致的残疾和死亡增高有关[7]，已成为 21 世纪全球重要的公共健康问题之一，也是我国越来越重视的慢性肝病问题。临床应注意识别合并高危因素的 NASH 患者，通过多学科协作及积极诊治阻断 NAFLD 的恶性进程，降低其相关心脑肾血管疾病并发症及肿瘤的发生率。治疗 NAFLD 也会同时减轻伴发的其他肝病（如病毒性肝炎、药物性肝病等）对肝脏的损伤。

二、流行病学

NAFLD 是欧美等西方发达国家肝功能酶学异常和慢性肝病最常见的原因，普通成人 NAFLD 患病率为 20%～33%，其中 NASH 和肝硬化分别占 10%～20%和 2%～3%。肥胖症患者 NAFL 患病率为 60%～90%，NASH 患病率为 20%～25%，肝硬化为 2%～3%；2 型糖尿病和高脂血症患者 NAFLD 患病率分别为 28%～55%和 27%～92%[3]。随着肥胖症和代谢综合征在全球的流行，近 20 年亚洲国家 NAFLD 增长迅速且呈低龄化发病趋势，中国上海、广州和香港等发达地区成人 NAFLD 患病率约 15%[8]。

NAFLD 的独立危险因素包括：高龄、高糖高脂肪饮食、以静息方式为主的生活方式、胰岛素抵抗（insulin resistance，IR）、代谢综合征相关组分（肥胖、高血压、高血脂和 2 型糖尿病）、多囊卵巢综合征等因素。其中，年龄>50 岁、肥胖（特别是内脏性肥胖）、高血压、2 型糖尿病、ALT 增高、AST 与 ALT 比值>1 及血小板计数减少等指标是 NASH 和进展性肝纤维化的危险因素。此外，低脂联素血症、甲状腺功能减退、高尿酸血症也被发现是 NAFLD 的独立危险因素。NAFLD 其他危险因素还包括低教育水平、白天嗜睡、心血管病家族史等[8]，而睡眠呼吸暂停综合征、甲状腺功能减退、垂体功能减退、性腺功能减退及胰十二指肠切除术是可能的危险因素[1]。

尽管酒精性肝病和丙型肝炎病毒（HCV）3 型病毒感染也可导致肝脂肪变，但是全球脂肪肝的高发主要还是与肥胖症迅速增多密切相关。我国人口体脂分布虽然与西方国家有显著差异，但 NAFLD 的危险因素与西方国家类似，包括向心性肥胖、糖尿病与胰岛素抵抗、代谢综合征等；近期体重指数（BMI）和腰围的增加与 NAFLD 发病有关，腰围比 BMI 更能准确预测脂肪肝。在病毒性肝炎患者中，肝脂肪变性在慢性丙型肝炎患者中很常见，但我国丙型肝炎病毒的感染率较低，发病率较稳定也无增长趋势。而慢性乙型肝炎患者中肝脂肪变性较少见，其肝脂肪变常常是与代谢因素相关而非病毒因素导致。

NAFLD 也有很多保护因素，如运动、适当压力的工作等。研究表明，轻度的酒精摄入与胰岛素血症及代谢综合征的发病呈负相关[9]，当然并不提倡 NAFLD 患者饮酒。而咖啡因则是 NAFLD 的保护因素，最近美国 Brooke Army 医学中心肝脏诊所的数据显示，在社区 NAFLD/NASH 患病率调查的同一组人群中，重复调查问卷验证咖啡的消耗情况（n=306），结果显示，B 超未发现脂肪肝的对照组、NAFL 组、NASH 伴轻度纤维化（S1～2）组、NASH 伴显著纤维化（S2～4）组，平均总的咖啡因/日均咖啡摄入量分别为 307/228、229/160、351/255、252/152（mg）；NAFL 组和 NASH 伴轻度纤维化组间咖啡饮用量差别明显，并且不同纤维化程度两组 NASH 患者咖啡饮用量也不同；相关分析也显示咖啡消耗量与肝纤维化负相关，因而支持咖啡可一定程度降低 NASH 患者肝纤维化的风险[10]。

三、病因

根据 NAFLD 的病因，可将 NAFLD 分为原发性及继发性两大类。原发性 NAFLD 与胰岛素抵抗及遗传易感性有关，而继发性 NAFLD 常由某些环境因素引起。此外，还有20%以上脂肪肝无明确病因，称为隐源性脂肪肝。临床上提到的 NAFLD 多指与胰岛素抵抗相关的原发性 NAFLD。

原发性 NAFLD 的病因多是与胰岛素抵抗和遗传易感性相关的疾病（或特殊时期），如2型糖尿病、高脂血症、高尿酸血症、妊娠、皮质醇增多症、甲状腺功能亢进等。脂肪肝与肥胖、高脂血症、糖尿病、高血压等这些疾病均为代谢综合征的组成部分。肥胖患者中约70%患有脂肪肝，主要是因为不健康的饮食、运动等生活方式导致的 NAFLD。例如，患者摄入过多高脂肪、高蛋白、高糖食物，同时运动时间过少或运动强度不足，使体内过剩的葡萄糖转化为脂肪，从而导致肥胖及脂肪肝。与继发性 NAFLD 相关的病因包括以下因素：营养不良，全胃肠外营养，炎症性肠病，减肥后体重急剧下降，胰腺疾病，结核病，肿瘤，外科手术（肠切除、空肠绕道手术等），脂肪营养障碍，农业生产和园艺操作中使用的杀虫剂、除草剂、激素和人工肥料，食品和保健品中含有的添加剂、防腐剂和人工色素，以及家庭居室装修广泛应用的涂料等因素[1]。

临床上，有些疾病可促进脂毒性，常会加重 NAFLD 的进展。常见的因素如铁负载、环境中毒物、药物性肝病（非甾体类抗炎药、避孕药、阿司匹林、土三七等中药）及合并病毒性肝炎。NAFLD 是血清 HBV DNA 低载量的慢性 HBV 感染者血清转氨酶增高的常见原因[3]，非基因3型 HCV 感染者及 HBV 感染者肝脂肪变主要与 IR 和代谢紊乱有关。

在目前病因研究中，患者常常合并焦虑抑郁的情绪，且互相影响。Faith 等[11]对25项有关抑郁和肥胖的文献进行了分析，数据显示53%的研究认为抑郁会导致肥胖，而80%的研究认为肥胖易诱发抑郁，提示肥胖可作为抑郁的一个预测因素。

四、发病机制

NAFLD 的发病机制还不清楚，目前被广为接受的是"二次打击"学说。"第一次打击"主要是由胰岛素抵抗、肥胖等因素引起，胰岛素抵抗可导致血清游离脂肪酸（FFA）水平升高，而后者的升高和脂质的从头合成增加超过了肝脏 FFA 的 β 氧化能力及极低密度脂蛋白的输出水平，就会导致肝脏的脂肪变。"第二次打击"主要是内质网应激、脂质过氧化、线粒体功能障碍、多种炎症因子的释放等[12]。

肥胖和胰岛素抵抗是引起脂肪肝的关键致病因素，也是代谢综合征发生的病理生理基础。NAFLD 患者中，高三酰甘油血症是最常见的血脂异常，三酰甘油水解能够产生脂肪酸，而脂肪酸能够产生免疫反应。脂肪酸能够促使巨噬细胞停留在脂肪组织，从而募集循环中更多的巨噬细胞，以这种方式停留在组织上的巨噬细胞可以产生高水平的肿瘤坏死因子 α（tumor necrosis factor α，TNF-α），而 TNF-α 的产生增加了胰岛素抵抗发生的危险，同时它还能活化白细胞介素（IL），如 IL-8、IL-6 等细胞因子，引起炎症反应。因此阻断 TNF-α 途径便可改善胰岛素抵抗和 NASH。

近年研究发现，肥胖 NAFLD 患者的脂肪组织 IR 与肝脏的脂肪变性及肝纤维化有关。Lomonaco 等[13]针对 NAFLD 患者肝脏和肌肉存在 IR，但脂肪组织是否同样存在 IR 及其在 NAFLD 发病中的作用机制进行了探讨，该临床试验将 229 例研究对象分为三组：无 NAFLD 的消瘦者、无 NAFLD 的代谢健康肥胖者（MHO）及 NAFLD 患者。结果发现 NAFLD 患者的肝脏、肌肉及脂肪组织中均存在 IR，而且 NAFLD 组患者脂肪组织、肌肉及肝脏 IR 均显著高于 MHO 组，同样，ALT、AST、TG 也高于对照组，而 HDL 及脂联素则低于对照组。而脂肪组织 IR 与肝脏脂肪含量、代谢参数、肝脏 IR 及纤维化呈显著相关。其结论是，脂肪组织 IR 在肥胖 NAFLD 患者的疾病发展和组织学改变中有重要作用，服用改善脂肪组织 IR 的药物可能具有一定的治疗价值。

氧化应激与线粒体障碍在 NAFLD 中的作用已经很明确，氧化应激作用越强，肝病会更严重[14]。正常肝脏中的 β 氧化发生在线粒体中，而在有 NAFLD 的情况下，FFA 的增加引起活性氧簇（reactive oxygen species，ROS）的产生增加，使线粒体中的 β 氧化变得更为困难。ROS 可以引起氧化应激的发生，并激活一系列的炎症通路引起线粒体损伤。NASH 患者的线粒体结构异常，线粒体呼吸链活性降低。在 NASH 的动物模型上，肝微粒体脂肪酸氧化酶 CYP2E1 的表达及活性升高，该酶也是 ROS 的一个重要来源，并且 CYP2E1 的高表达或活性升高也与胰岛素抵抗、肝脏脂质堆积密切相关[15]。脂肪组织不仅是储能组织，同时也是内分泌器官，脂肪细胞根据代谢信号分泌脂肪因子，其中主要包括瘦素、脂联素、抵抗素等。瘦素的主要功能是调节能量的摄取和消耗，调节免疫，促进炎症和纤维形成。在肥胖及 NAFLD 患者中，瘦素的表达水平显著升高。与瘦素不同的是，循环中的脂联素水平与脂含量成反比，脂联素能够降低肝脏脂肪含量，增强胰岛素敏感性，从而延缓 NAFLD 的病程。

近年研究发现，肠道菌群与 NAFLD 关系密切，为 NAFLD 发病机制及防治研究提供了新的切入点。肠道菌群失调或肠道细菌的过度生长与 NAFLD 的发病机制（肥胖和 IR、氧化应激与线粒体障碍等）密不可分。肠道菌群失调或肠道细菌的过度生长可引起肥胖和 IR。大量人体和动物学研究均显示肥胖与肠道菌群密切相关[16]。有研究报道，肥胖者体内肠道菌群结构失调，厚壁菌门和放线菌门比例显著升高而拟杆菌门下降，通过移植肥胖者菌群至正常者，可促进食物能量吸收，引起后者明显肥胖[17,18]。肠道菌群失调或肠道细菌的过度生长，还引起肠道内细菌毒素（如脂多糖）产生增多，破坏肠黏膜结构，使肠黏膜通透性增加，促进细菌毒素吸收，菌群移位入血导致肠源型内毒素血症，进而引发机体炎症及免疫失衡。细菌毒素一方面可通过门静脉入肝直接造成肝细胞损害，同时脂多糖可以作用于肝内库普弗细胞及星状细胞表面多种 Toll 样受体（Toll-like receptor，TLR），特别是 TLR-4，激活受体下游 MyD88 和转录因子-核因子κB，最终促进其分泌各种促炎症因子，如 TNF-α、IL-1、IL-6、IL-18 和 IL-12 等[12,19,20]。这些炎症因子又进一步促进 IR、肝内脂质过氧化、内质网应激及线粒体功能障碍，最终导致 NAFLD 的进展恶化。但细菌毒素并非仅仅影响了促炎因子，而是造成促炎与抗炎因子失衡使疾病进展。此外，菌群异常可以抑制肠上皮细胞分泌饥饿诱导脂肪细胞因子（为脂肪酶抑制物，调节外周脂肪代谢），从而增加脂肪酶活性，促进脂肪细胞三酰甘油易位至肝脏，促进 NAFLD 的发展[21]。

目前的研究还发现，肠道细菌与内生性乙醇的产生有关。排除体外乙醇摄入情况，糖尿病和 NASH 患者体内乙醇含量均较健康人群有升高，提示存在内生性乙醇。研究还发现，NASH 患者的肠道菌群与肥胖者和健康者的肠道菌群存在明显的差异，NASH 患者肠道内大肠埃希菌明显多于肥胖者，大肠埃希菌能够发酵产生乙醇，是内源性乙醇的主要来源[22]。内源性乙醇会被肝脏乙醇脱氢酶、过氧化氢酶及微粒体乙醇氧化系统代谢清除，但当乙醛脱氢酶活性过低时，造成乙醛代谢障碍，导致蓄积。乙醇和乙醛对组织和肝脏均可造成直接的氧化损伤，经激活体内相关酶活性，导致体内氧自由基产生增多和脂质过氧化。同时，乙醛可以损害肠黏膜，导致肠黏膜通透性增加，内毒素吸收增多，促进 NASH 的发生及持续进展[23]。

理解 NAFLD 的发病机制将有助于临床在 NAFLD 发病的每一个靶点采取相应措施治疗疾病。所以减重、改善胰岛素抵抗、补充益生菌、保肝、抗纤维化等措施被用于 NAFLD 的治疗。

五、临床表现

非酒精性脂肪性肝病起病隐匿，大部分发展缓慢，早期常无症状。少数患者可有乏力、右上腹轻度不适、肝区隐痛或上腹部胀痛等非特异性症状。严重脂肪性肝炎可出现黄疸、食欲减退、厌油、恶心、呕吐等表现。查体发现部分患者有肝脾大。发展至肝硬化失代偿期则可有明显肝功能受损及门静脉高压的症状及体征。如患者再出现乏力、食欲缺乏及消瘦，查体肝大且表面不平，需高度怀疑继发肝脏肿瘤。

六、诊断

NAFLD 的诊断需要肝脏脂肪变的影像学或组织学证据，并要排除饮酒、病毒性肝炎、药物性肝病、全胃肠外营养、肝豆状核变性等可导致脂肪肝的特定疾病。在 NAFLD 的诊断中，一方面需要对肝脏的脂肪变和纤维化进行定量评估，并需要判断有无肝脏的炎症及心血管和代谢的危险因素。

（一）NAFLD 的临床诊断

参照 2010 年《非酒精性脂肪性肝病诊疗指南》，明确 NAFLD 的诊断需符合以下三项条件[3]：

（1）无饮酒史或饮酒折合乙醇量＜140g/周（女性＜70g/周）。

（2）除外病毒性肝炎，药物性肝病、全胃肠外营养、肝豆状核变性、自身免疫性肝病等可导致脂肪肝等特定疾病。

（3）肝活检组织学改变符合脂肪性肝病的病理学诊断标准。

鉴于肝组织学诊断难以获得，NAFLD 工作定义是：肝脏影像学表现符合弥漫性脂肪肝的诊断标准且无其他原因可供解释和（或）有代谢综合征相关组分的患者出现不明原因的血清 ALT 和（或）AST、GGT 持续增高半年以上。减肥和改善 IR 后，异常酶谱和影像学脂肪肝改善甚至恢复正常者可明确 NAFLD 的诊断。

（二）NAFLD 的组织病理诊断

1. 肝活检的价值

肝活检是诊断 NAFLD 的金标准，但肝活检是有创检查，有时会带来严重的并发症，且难以动态观测，临床一般不作为常规筛查手段，但可推荐给特定的患者：①可以区分 NAFL 和 NASH，有利于识别有进展性肝纤维化且尚缺乏临床及影像学证据的高危人群；②可帮助判断和预测疾病的进展及预后；③有利于准确了解肝纤维化分期；④在合并其他慢性病中识别出 NAFLD；⑤标准化组织评级和分期评分系统，可以帮助制定临床决策和评价临床试验结果[24]。

2. NAFLD 的病理学诊断

NAFLD 的基本病理学改变主要是肝腺泡三区大泡性或以大泡为主的混合性

肝细胞脂肪变,伴或不伴有肝细胞气球样变、小叶内混合性炎症细胞浸润及窦周纤维化。辅助病理学改变还包括肉芽肿、凋亡小体、Mallory 小体等病理学改变。其中,NAFL 是指存在肝脏的脂肪变性但没有肝细胞气球样变等肝脏损伤的病理学改变。随着肝损害的加重,NASH 在病理上表现为肝细胞气球样变、小叶内炎症,进一步进展可出现纤维化。与成人不同,儿童 NASH 汇管区病变(炎症和纤维化)通常较小叶内严重。推荐 NAFLD 的病理学诊断和临床疗效评估参照美国国立卫生研究院 NASH 临床研究网病理工作组指南,常规进行 NAFLD 活动度积分(NAFLD activity score,NAS)和肝纤维化分期。

NAS 积分(0～8 分)。①肝细胞脂肪变:0 分(<5%);1 分(5%～33%);2 分(34%～66%);3 分(>66%)。②小叶内炎症(20 倍镜计数坏死灶):0 分,无;1 分,<2 个;2 分,2～4 个;3 分,>4 个。③肝细胞气球样变:0 分,无;1 分,少见;2 分,多见。NAS 为半定量评分系统而非诊断程序,NAS<3 分可排除 NASH,NAS>4 分则可诊断 NASH,介于两者之间者为 NASH 可能。规定不伴有小叶内炎症、肝细胞气球样变和纤维化,但肝脂肪变>33%为 NAFL,脂肪变达不到此程度者成为肝脂肪变。

肝纤维化分期(0～4):0,无纤维化;1a,肝腺泡 3 区轻度窦周纤维化;1b,肝腺泡 3 区中度窦周纤维化;1c,仅有门脉周围纤维化;2,腺泡 3 区窦周纤维化合并门脉周围纤维化;3,桥接纤维化;4,高度可疑或确诊肝硬化,包括 NASH 合并肝硬化、脂肪性肝硬化及隐源性肝硬化(因为肝脂肪变和炎症随着肝纤维化进展而减轻)。不要轻易将没有脂肪性肝炎组织学特征的隐源性肝硬化归因于 NAFLD,必须寻找有无其他可能导致肝硬化的原因。

3. 影像学诊断

可采用 B 超、CT、MRI、瞬时弹性超声、受控衰减参数等检查助诊。①腹部 B 超应用最为广泛,可反映肝脏脂肪浸润的分布类型,粗略判断肝脏脂肪变性的程度,但不能区分单纯性脂肪肝和 NASH,且难以检出<33%的肝细胞脂肪变。NAFLD 的超声特征为:肝区近场弥漫性点状高回声,回声强度高于脾脏和肾脏;远场回声衰减,光点稀疏;肝内管道结构显示不清;肝脏轻度或中度肿大,肝前缘变钝。②肝脏 CT 检查在诊断 NAFLD 的特异性方面优于 B 超,但 CT 有放射性,故限制了其在儿童中的应用及对疾病的随访,同时价格高昂也是其缺点。肝细胞脂肪变性会降低肝脏的 CT 值。在 CT 平扫中,当肝脏的 CT 值低于脾脏时可诊断为肝脂肪变,肝/脾 CT 比值≤1.0 者为轻度;肝/脾 CT 比值≤0.7 者为中度;肝/脾 CT 比值≤0.5 者为重度。③MRI 评价肝脏的脂肪变比 CT 更为敏感,与病理学检查有很好的相关性。对于较小程度的肝脏脂肪性变检测,MRI 要优于 B

超，与 CT 相比，无放射线暴露的危险，但 MRI 及 CT 也不能提供肝纤维化分期情况。④瞬时弹性超声是基于振动控制瞬时成像技术来测量肝脏的弹性以评估肝纤维化及肝硬化的程度，目前已广泛用于评估 NAFLD 引起的进展期肝纤维化和肝硬化。瞬时弹性超声和受控衰减参数等一般在临床试验中使用，但不常用于临床。

4. 血清学诊断

血清学诊断包括细胞角蛋白 18、成纤维细胞生长因子 21、脂肪肝参数、NASH 组合、纤维化组合等血清学检查，将成为 NAFLD 领域预测纤维化、脂肪变性或 NASH 的有力工具[24]。

5. 代谢综合征的诊断

推荐代谢综合征组分的诊断采用改良的 2005 年国际糖尿病联盟标准，符合以下 5 项条件中的 3 项者可诊断为代谢综合征：

（1）肥胖症：腰围＞90cm（男性），＞80cm（女性），和（或）BMI＞25kg/m^2。

（2）TG 增高：血清 TG≥1.7mmol/L，或已诊断为高 TG 血症。

（3）高密度脂蛋白胆固醇（high-density lipoprotein cholesterol，HDL-C）降低：HDL-C＜1.03mmol/L（男性），＜1.29mmol/L（女性）。

（4）血压增高：动脉血压≥130/85mmHg（1mmHg=0.133kPa）或已诊断为高血压。

（5）空腹血浆葡萄糖（fasting plasma glucose，FPG）增高：FPG≥5.6mmol/L 或已诊断为 2 型糖尿病。

七、临床评估

鉴于 NAFLD 不仅是肝脏疾病，也是代谢综合征（MS）的肝脏表现，与 2 型糖尿病、动脉硬化性心脑肾血管疾病及肝外恶性肿瘤所致的残疾及死亡增高有关。因此对 NAFLD 患者应进行较全面的临床评估，其内容包括：

1. 存在代谢危险因素的患者

内脏型肥胖、2 型糖尿病、血脂紊乱、高血压、代谢综合征，以及近期体重增加或急剧下降的患者，除需评估心、脑、肾等器官有无损伤外，建议常规检测肝功能和行上腹部超声检查。

2. 无症状性肝大、血清肝脏酶谱异常和（或）影像学检查提示弥漫性脂肪肝的患者

建议进一步询问病史并做相关检查，明确有无其他损伤肝脏因素、是否存在

NAFLD 并寻找潜在的代谢因素。应详细采集近期体重和腰围变化、饮酒史、药物与肝脏毒性物质接触史，以及糖尿病和冠心病家族史等相关信息。常规检查项目包括：①人体学指标（身高、体重、腰围）和动脉血压；②全血细胞计数；③血清酶学指标，如 ALT、AST、GGT 和碱性磷酸酶；④HBsAg（阳性者检测 HBV DNA）、抗-HCV（阳性者检测 HCV RNA）、抗核抗体；⑤包括 TG、HDL-C、低密度脂蛋白-胆固醇的血脂谱；⑥FPG 和糖化血红蛋白，如果 FPG≥5.6mol/L 且无糖尿病史者则口服 75g 葡萄糖耐量试验（oral glucose tolerance test，OGTT）。

3. 临床诊断的 NAFLD 患者

可选择性完善以下检查：

（1）根据 FPG 和空腹胰岛素计算稳态模型评估 IR 指数（HOMA-IR）。根据 OGTF 判断餐后血糖调节能力和胰岛素敏感性。

（2）全血黏度、超敏 C 反应蛋白、尿酸及尿微量白蛋白等检测代谢综合征有关组分。

（3）血清总胆红素、白蛋白及凝血酶原时间反映肝脏功能储备，疑似肝硬化的患者行胃镜筛查食管-胃底静脉曲张，并检测甲胎蛋白筛查肝癌。

（4）颈部血管彩色多普勒超声检测动脉硬化。

（5）肝脏超声检查结论不清，特别是不能排除恶性肿瘤时，行 CT 和 MRI 检查。

（6）相关检查明确有无铁负荷过重、睡眠呼吸暂停综合征、多囊卵巢综合征、甲状腺功能减退症、腺垂体功能减退症等情况。

（7）尽管肝活检至今仍是区分 NAFL 与 NASH，以及判断 NAFLD 分级和分期的唯一方法，但是 NAFLD 的临床诊断通常无需肝活检证实。

4. 肝活检组织学评估

（1）经常规检查和诊断性治疗仍未能明确诊断的患者。

（2）有进展性肝纤维化的高危人群但缺乏临床或影像学肝硬化证据者。

（3）入选药物临床试验和诊断试验的患者。

（4）由于其他目的而行腹腔镜检查（如胆囊切除术、胃捆扎术）的患者。

（5）患者强烈要求了解肝病的性质及预后，需权衡肝活检的风险、费用及其价值，同时也要考虑肝活检取材及读片者的误差。

5. 建议只用于科学研究的检测项目

葡萄糖钳夹技术测定 IR 或通过空腹时肝脏葡萄糖输出量与胰岛素的乘积计算肝脏 IR 指数；磁共振波谱分析检测肝脏 TG 含量；双能 X 线扫描或腹部 CT 判断体脂含量及其分布类型；双源 CT 检查心脏和冠状动脉；用于鉴别 NAFL 与

NASH，以及评估肝纤维化的无创伤检查措施，如血清脂联素、瘦素、凋亡相关指标和肝脏瞬时弹性超声检查等。

八、治疗

鉴于 NAFLD 是代谢综合征的重要组分并且大多数患者肝组织学改变处于 NAFL 阶段，因此治疗 NAFLD 的首要目标是改善 IR，防治代谢综合征及其相关终末期器官病变，从而改善患者生活质量和延长存活时间；次要目标是减少肝脏脂肪沉积并避免因"二次打击"而导致 NASH 和肝功能失代偿，NASH 患者则需阻止肝病进展，减少或防止肝硬化、肝癌及其并发症的发生。NAFLD 患者的治疗可分为三个阶段：第一阶段是基础治疗，适用于各种类型的 NAFLD。包括：①改善不良的生活方式，减轻体重；②避免其他病因和诱因，避免应用或接触损害肝功能的药物和食物，并纠正可能存在的肠道菌群紊乱；③控制原发基础疾病或伴随疾病，经上述措施减少肝内脂肪含量，促进脂肪肝消退。第二阶段是保肝药物辅助治疗，主要用于 NASH 患者，旨在防止肝内炎症、坏死和纤维化以阻止肝病进展。第三阶段是针对失代偿期肝硬化及其并发症的治疗。

（一）基础治疗

基础治疗主要是通过健康宣传教育的方式进行。在发生肝纤维化之前的早期脂肪肝阶段，病变是可逆的。早期干预，包括调整饮食、纠正营养失衡、坚持运动以维持理想体重等，能起到养肝作用。

1. 改善不良的生活方式，减轻体重

通过节制饮食、增加运动和改善不良生活方式来减重是 NAFLD 及其并存心血管和代谢风险的一线治疗方案。改变和纠正不良健康行为的内容中，长期坚持饮食控制是成功减重的主要因素之一。需加强健康教育，通过让患者了解疾病的病因、发病机制和危险因素，纠正和改变与 NAFLD 相关的不良行为，建立健康的饮食和生活习惯，从而达到防治疾病和巩固疗效的目的。

（1）饮食治疗：饮食方面，建议患者保持低脂、低热量的平衡膳食，肥胖成人患者每天饮食减少 20%，需每天减少 500～1000kcal（1cal=4.2J）的热量摄入；减少饱和脂肪酸、反式脂肪酸、单糖/双糖及胆固醇的摄入，适当增加 PUFA 和纤维素的摄入；多饮水、茶或咖啡；逐渐减重以免体重下降过快，防止体重反弹。对于体重增长过快但尚未"肥胖"的 NAFLD 患者需阻止体重增长，并适当减少腰围；评价饮食治疗效果最好的指标就是体重，患者需定期称量体重。

(2)运动治疗：建议患者加强锻炼，保证中等量有氧运动（每周至少 150min）。患者需长期坚持有规律的中等量有氧运动，如每天步行 30min 或 3km，每周 3 次以上，喜欢以静息方式为主的患者可进行适度的耐力锻炼。总之，通过改善不良的生活方式，减重 3%～5%才能改善肝脂肪变，减重达到 10%才能改善肝细胞的炎症及坏死[5, 25]。

2. 减肥药物及减肥手术

合并肥胖的 NAFLD 患者如果改变生活方式 6～12 个月体重未能降低 5%以上，建议谨慎选用二甲双胍、西布曲明、奥利司他等药物进行二级干预。除非存在肝衰竭、中重度食管-胃底静脉曲张，重度肥胖症患者在药物减肥治疗无效时可考虑上消化道减肥手术（胃旁路术和垂直袖状胃切除术）[5,26]。NAFLD 患者的肝脏酶谱异常和肝组织学损伤通常伴随体重下降而显著改善。但是最有效的减肥措施、减肥药物的安全性，以及如何防止体重反弹都有待进一步探讨。

3. 避免其他病因和诱因

尽量避免促进脂毒性的因素：减轻铁负载，避免应用或接触损害肝功能的药物和食物，慎重使用可能有肝毒性的药物和保健品，严禁过量饮酒，NAFLD 特别是 NASH 患者应避免体重急剧下降，禁用极低热卡饮食和空-回肠短路手术减肥，避免小肠细菌过度生长，并纠正可能存在的肠道菌群紊乱。

4. 控制原发基础疾病及伴随疾病

人们已知继发性 NAFLD 可由药物、营养不良、全胃肠外营养、减肥后体重急剧下降、工业毒物中毒等原因导致。营养不良也可引起 NAFLD，如克罗恩病，因肠道黏膜充血水肿，甚至溃疡形成导致频繁的腹痛、腹泻，从而引起蛋白质消化吸收不良，脂肪在肝脏堆积继发 NAFLD，所以只有控制原发疾病，如克罗恩病后，病情才可能缓解。

（二）保肝药物辅助治疗，主要用于 NASH 患者

已知 NASH 的发病与胰岛素抵抗、氧化应激等相关，故目前研究的主要相关药物是胰岛素增敏剂、抗氧化剂/细胞保护剂、抗炎细胞因子等。其他包括纠正其代谢紊乱的治疗方法，如调脂药、减肥药、降压药等。益生菌因可改善肠道屏障功能和细胞因子反应、减少肠源性内毒素血症，在 NASH 的作用已引起重视。

1. 胰岛素增敏剂

胰岛素抵抗是 NAFLD 的主要发病机制，与 NASH 的进展密切相关。因此胰岛素增敏剂是目前治疗的主要方向。针对 IR 治疗的一般病理生理目标包括：减少

外周脂解，减少禁食后的胰岛素水平，减少 TNF，增加脂联素水平，减少氧化应激等。因此临床使用胰岛素增敏剂治疗 NASH 的短期疗效终点应是改善 NASH 患者的胰岛素抵抗、增加胰岛素敏感性、控制伴随的糖尿病/糖耐量异常进展、改善患者肝脏的生物化学和组织学异常。

NAFLD 合并 2 型糖尿病、糖耐量损害、空腹血糖增高、内脏型肥胖，是应用胰岛素增敏剂的指征，目前应用于 NAFLD 的胰岛素增敏剂主要包括二甲双胍和噻唑烷二酮类（TZD）。

2．降压药

对血管紧张素转换酶（ACE）拮抗剂治疗 NASH 已进行了初步的探索，其有效性和安全性需进一步确认。ACE 拮抗剂被认为是潜在的治疗 NASH 的药物。

3．保肝抗炎药物防治肝炎和纤维化

在 NAFLD 出现肝细胞损伤的情况下才考虑使用保肝抗炎药物，可用于以下情况：确诊的 NASH 患者；临床特征、实验室改变及影像学检查等提示可能有明显肝损伤和（或）进展性肝纤维化者；合并嗜肝病毒现症感染或其他肝病者。建议根据疾病活动度、病期，以及药物效能和价格，合理选用多烯磷脂酰胆碱、水飞蓟素（宾）、甘草酸制剂、双环醇、维生素 E、熊去氧胆酸、S-腺苷蛋氨酸和还原型谷胱甘肽等 1 或 2 种药物，疗程通常需要 6～12 个月[1-5]。

4．积极处理肝硬化的并发症

应根据临床表现防治肝硬化的并发症。NASH 并肝衰竭、失代偿期肝硬化及 NAFLD 并发肝细胞癌患者可考虑肝移植手术治疗。肝移植术前应全面评估代谢危险因素及其并发症，术后仍需加强代谢综合征组分的治疗，以减少 NAFLD 复发和提高患者生存率。

九、检测与随访

大多数非酒精性脂肪性肝病呈良性经过。少数非酒精性肝炎患者可能进展为非酒精性脂肪性肝硬化、肝衰竭或肝癌。建议加强自我管理，推荐 NAFLD 患者每半年测量体重、腰围、血压、肝功能、血脂和血糖，每年做上腹部超声检查 1～2 次。建议根据患者实际情况并参照有关诊疗指南，筛查肝外恶性肿瘤、代谢综合征相关终末期器官病变及肝硬化的并发症（如肝癌和食管-胃底静脉曲张）。

（罗　玲）

参 考 文 献

[1] 王家珑, 李绍白. 肝脏病学. 3版. 北京: 人民卫生出版社, 2013: 563-568.

[2] 范建高, 曾民德. 脂肪性肝病. 3版. 北京: 人民卫生出版社, 2005: 200-204.

[3] 中华医学会肝病学会脂肪肝和酒精性肝病学组. 非酒精性脂肪性肝病诊疗指南. 中华肝脏病杂志, 2010, 18(3): 163-166.

[4] Chalasaani N, Younossi Z, Laving J E, et al. The diagnosis and management of non-alcoholic fatty liver disease: Practice guideline by the American Gastroenterological Association, American Association for the Study of Liver Diseases, and American College of Gastroenterology, and the American Gastroenterological Association. American Journal of Gastroenterology, 2012, 142(7): 1592-1609.

[5] 朱婵艳, 周达, 范建高. 非酒精性脂肪性肝病的诊断与治疗进展. 中华肝脏杂志, 2016, 24: 81-84.

[6] Fan J G, Chitturi S. Hepatitis B and fatty liver: Causal or coincidental?. J Gastroenterol Hepatol, 2008, 23(5): 679-681.

[7] Rinella M E. Nonalcoholic fatty liver diseases: A systematic review. JAMA, 2005, 313(22): 2263-2273.

[8] 杨蕊旭, 范建高. 非酒精性脂肪性肝病的流行现状. 临床内科杂志, 2015, 32:293-296.

[9] Fan J G, Cai X B, Li L, et al. Alcohol consumption and metabolic syndrome among Shanghai adults: A randomized multistage stratified cluster sampling investigation. World J Gastroenterol, 2008, 14(15): 2418-2424.

[10] Molloy J W, Calcano C J, Williams C D, et al. Association of coffee and caffeine consumption with fatty liver disease, non-alcoholic steatohepatitis, and degree of hepatic fibrosis. Hepatology, 2012, 55: 429-436.

[11] Faith M S, Butryn M, Wadden T A, et al. Evidence for prospective associations among depression and obesity in population-based studies. Obes Rev, 2011, 12(5):438-453.

[12] Yoon H J, Cha B S. Pathogenesis and therapeutic approaches for non-alcoholic fatty liver disease. World J Hepatol, 2014, 6(11): 800-811.

[13] Lomonaco R, Ortiz-Lopez C, Orsak B, et al. Effect of adipose tissue insulin resistance on metabolic parameters and liver histology in obese patients with nonalcoholic fatty liver disease. Hepatology, 2012, 55: 1389-1397.

[14] Yesilova Z, Yaman H, Oktenli C, et al. Systemic markers of lipid peroxidation and antioxidants in patients with nonalcoholic fatty liver disease. Am J Gastroenterol, 2005, 100(4): 850-855.

[15] Kathirvel E, Morgan K, French S W, et al. Overexpression of liver-specific cytochrome P4502E1

impairs hepatic insulin signaling in a transgenic mouse model of nonalcoholic fatty liver disease. Eur J Gastroenterol Hepatol, 2009, 21(9): 973-983.

[16] Biedermann L, Rogler G. The intestinal microbiota: Its role in health and disease. Eur J Pedlar, 2015, 174(21): 151-167.

[17] Ridaura V K, Faith J J, Rey F E, et al. Gut microbiota from twins discordant for obesity modulate metabolism in mice. Science, 2013, 341(6150): 1241214.

[18] Turnbaugh P J, Ley R E, Mahowald M A, et al. An obesity-associated gut microbiome with increased capacity for energy harvest. Nature, 2006, (444-122): 1027-1031.

[19] Su G L. Lipopolysaccharides in liver injury: Molecular mechanisms of Kupffer cell activation. Am J Physiol Gastrointest Liver Physiol, 2002, 283(2): G256-G265.

[20] Li L, Chen L, Hu L, et al. Nuclear factor high-mobility group box1 mediating the activation of Toll-like receptor 4 signaling in hepatocytes in the early stage of nonalcoholic fatty liver disease in mice. Hepatology, 2011, 54(5): 1620-1630.

[21] 周达, 范建高. 肠道菌群与非酒精性脂肪性肝病研究进展. 传染病信息, 2015, 28(4): 200-202.

[22] Hime A, Hyakutake M, Thomson N M, et al. Endogenous ethanol affects biopolyester molecular weight in recombinant *Escherichia coli*. ACSChem Biol, 2013, 8(11): 2568-2576.

[23] 何崇信, 徐正婕, 范建高. 内生性乙醇与非酒精性脂肪性肝病研究进展. 实用肝脏病杂志, 2016, 19(1): 109-113.

[24] 曲颖, 陆伦根. 非酒精性脂肪性肝病诊断方面新进展. 中华肝脏病杂志, 2016, 24:85-88.

[25] 陈东风, 熊吉非. 酒精性脂肪性肝炎: 现状与未来. 实用肝脏病杂志, 2013, 16(6): 481-482.

[26] 曹海霞, 范建高. 非酒精性脂肪性肝病饮食治疗. 实用肝脏病杂志, 2014, 17(5): 452-455.

第六章　肝炎病毒感染与乳腺癌的相关性研究

第一节　肝硬化及肝功能异常与乳腺疾病的相关性研究

　　肝硬化由肝纤维化发展而成，各种病因所致慢性炎症或肝损伤后的组织修复过程中以胶原为主要成分的细胞外基质（extracellular matrix，ECM）合成增多、降解相对不足，从而导致其过量沉积。ECM 的过量沉积、窦内皮细胞筛孔消失毛细血管化，使肝细胞功能逐渐出现障碍，直至小叶改建、假小叶出现及再生结节形成，是所有慢性肝脏损伤的最终病理阶段。欧美国家以酒精性肝硬化为主，是慢性肝脏疾病、肝硬化和原发性肝癌的最常见原因，占 50%～90%。20 世纪 40 年代以来，连续的肝活检组织学研究已证实，急性病毒性肝炎可转变成慢性肝炎和肝硬化[1]。乙型肝炎抗原（hepatitis B antigen，HBAg）的发现为确立肝硬化与乙型肝炎的关系奠定了基础，我国以病毒性肝炎后肝硬化为主，乙型肝炎病毒（HBV）是引起肝硬化的主要原因之一。HBV 感染的疾病进展一般经过以下几个阶段：急性 HBV 感染、慢性 HBV 感染、慢性乙型肝炎和肝纤维化/肝硬化，各阶段均有不同程度的肝功能损害[2]。目前的文献显示，肝硬化及肝功异常与乳腺疾病的研究多围绕男性乳腺发育症（gynecomastia）。

　　健康男性乳腺仅有少数不发育的乳腺导管及少量结缔组织，但无乳腺小叶。男性乳房发育症是指男性乳房组织异常发育、乳腺结缔组织异常增殖的一种临床病症。蜘蛛痣、肝掌和乳腺增生（男性乳腺发育症）三联征，在慢性肝病中是常见的一组临床体征。男性肝硬化患者通常有性激素代谢异常，以往研究认为，血清雌二醇（estradiol，E_2）是血清中雌激素的主要活性成分，肝硬化患者外周 E_2 转化率增加，同时由于肝细胞受损，肝功能降低，使肝脏摄取、清除和灭活雌激素能力下降，再加肝硬化时性激素结合球蛋白（SHBG）增高，与 E_2 的亲和力较强，进一步减低了 E_2 的代谢清除率。肝硬化门静脉高压时，伴门体循环短路，肠道激素可逃避肝脏的处理而直接进入体循环。所以，传统观点认为，肝硬化患者血清 E_2 水平较正常升高，并且随着肝功能损害加重其升高程度，临床表现为男性乳腺发育症[3,4]。

研究发现，肝硬化患者因肝功能受损，常常导致性激素水平异常，血清 E_2 和睾酮（testosterone，T）水平通常能够体现性激素代谢水平，并可反映肝的受损程度。目前，国内外学者对于肝硬化患者血清 T 水平明显降低意见基本一致，而对于 E_2 水平和 E_2/T 值变化的报道不尽相同。伍洁等[3]选择 60 例男性肝硬化患者和 15 例健康成年男性，采用放射免疫法检测血清 E_2 和 T 水平，分析 E_2、T 和 E_2/T 值与三联征发生的关系。乳腺发育组和无乳腺发育组血清 E_2 分别为（62.3±20.0）pmol/L 和（59.8±22.3）pmol/L，无显著性差异（$P>0.05$）；乳腺发育组和无乳腺发育组血清 T 水平分别为（3.7±2.4）nmol/L 和（15.6±8.8）mmol/L，两组比较其差异有显著性（$P<0.01$）；乳腺发育组和无乳腺发育组 E_2/T 值分别为 19.9±9.7 和 5.7±4.2，两组间比较差异也有显著性（$P<0.01$）。认为男性乳腺发育症的发生与 E_2/T 值的关系密切，其解释是：血清 E_2 水平虽然无明显变化，但与其拮抗的 T 水平降低，使 E_2/T 值升高，E_2 水平相对增高，外周靶细胞对其反应性增高。汪维艳等[4]收集 2013 年 3 月至 2014 年 3 月有乳腺发育的男性肝硬化患者 46 例为乳腺发育组，同期无乳腺发育的男性肝硬化患者 70 例作为无乳腺发育组进行对比研究，乳腺发育组患者的 E_2 水平与无乳腺发育组患者差异无统计学意义（$P>0.05$），E_2/T 值（68.74±46.37）高于无乳腺发育组（13.60±11.55），睾酮[（7.15±5.74）nmol/L]，低于无乳腺发育组[（15.46±8.53）nmol/L]，差异均有统计学意义（$P<0.05$）。考虑男性肝硬化乳腺发育症与患者 E_2/T 值具有更强的相关性，有学者提出肝硬化患者出现女性化体征是雌激素受体数量增加、对雌激素亲和力增高的结果，与雌激素水平无关。

总之，对于部分男性患者，因肝硬化及肝功能异常可导致乳腺发育症，其可能机制是性激素水平异常，主要表现为肝硬化患者血清 T 水平明显降低，E_2/T 值显著升高。

第二节　丙型肝炎病毒感染与乳腺癌的相关性

丙型肝炎病毒（HCV）是丙型肝炎的病原体，1989 年由美国学者首次分离，1991 年国际病毒分类与命名委员会将 HCV 归类为黄病毒科丙型肝炎病毒属。由于其高致病性和广泛流行，HCV 感染已成为一个世界性的公共卫生问题，主要通过血液和血制品传播。目前全世界 HCV 感染者约 2 亿，80% 的成年感染者转变为持续性慢性肝炎。在欧美等国家，慢性 HCV 感染是慢性病毒性肝脏疾病、肝硬化和原发性肝癌的最常见原因。相对乙型肝炎，丙型肝炎更容易慢性化，进而易诱发肝硬化和肝细胞肝癌。有研究表明，约 20% 的 HCV 感染者会发展成为肝硬化，HCV 感染者发生肝细胞肝癌的概率是未感染者的 17 倍。

早在 1999 年，Bruno 等开始研究 HCV 对于除肝细胞肝癌以外的恶性肿瘤的作用，提出 HCV 可能与肾癌、乳腺癌等发生有关的假设[5]，Malaguarnera 等[6]筛查发现在 236 例老年癌症患者中，有 36%的患者为 HCV 抗体阳性，乳腺癌患者中 HCV 感染率达到了 11%，而对照组为 6.6%，认为 HCV 感染可能与乳腺癌的发生发展关系密切，但未达到统计学差异。随后，Larrey 等[7]进行了单中心前瞻性试验，以慢性 HBV 感染、酒精性肝病、自身免疫性肝炎等其他肝病作为对照组，观察 HBV 感染者 1 年后乳腺癌的发生情况，发现伴 HCV 感染者乳腺癌发生率为 17/294（5.8%，95% CI 3.1%～8.4%），而对照组为 5/107（4.7%，95% CI 0.67%～8.67%），认为 HCV 并非乳腺癌发生的强力促进因素。近年，Su 等[8]统计了 1958 例新发乳腺癌患者的临床资料，以 7832 例非恶性肿瘤患者作为对照组，并排除了其他原因的肝炎患者（脂肪肝、酒精性肝病、自身免疫性肝炎等），发现年龄＜50 岁的乳腺癌合并 HCV 感染者为 24/910（2.64%），对照组为 48/3722（1.29%）（OR=2.03），两组比较差异具有统计学意义，认为 HCV 感染是年轻乳腺癌患者的危险因素，考虑 HCV 可能通过影响机体免疫功能而诱发乳腺癌。

第三节　乙型肝炎病毒感染与乳腺癌的相关性

我国 HBV 感染较 HCV 感染更为常见。我国 2009 年 HBV 流行病学调查结果表明，1～59 岁一般人群乙型肝炎病毒表面抗原（HBsAg）携带率为 7.18%，我国仍为 HBV 中高流行地区[9-11]。据此推算，我国现有慢性 HBV 感染者约 9300 万例，其中慢性乙型肝炎患者约 2000 万例。乳腺癌在女性中最常见，全球年发病率为 66.4/10 万[12]，我国人口基数大，乳腺癌的发病率呈明显上升趋势，且趋于年轻化，在我国某些大中城市，乳腺癌已占女性恶性肿瘤发病率及死亡率的首位[13]。乳腺癌和 HBV 感染在我国均为常见病，两者还常常并存[14]。然而目前两者之间的关系研究较少，有学者[8]研究 HBV 感染与乳腺癌的关系，分析了 1958 例新发乳腺癌患者及 7832 例对照组的临床资料，发现乳腺癌患者 HBsAg 阳性率为 6.3%，对照组 HBsAg 阳性率为 6.1%，两者并无统计学差异。然而 HBsAg 为判断乙型病毒性肝炎和患者传染性及 HBV 活动等的指标。HBcAb 则是判断 HBV 既往感染或潜伏感染的指标。在欧洲和美国，HBcAb 还是血液筛查评估 HBV 感染状况的一个重要指标。因而仅通过检测 HBsAg 并不能准确反映 HBV 的感染状况。

笔者收集了 2011 年 1 月至 2015 年 3 月重庆医科大学附属第一医院内分泌乳腺外科住院治疗的 2471 例首次确诊的乳腺癌患者及同期 1951 例乳腺良性疾病病

例资料。将其中具有入院确诊时 HBV 血清学标志物（乙肝两对半）及肝功能检测结果的 2452 例乳腺癌患者及 1926 例乳腺良性疾病患者纳入研究，统计乳腺癌及乳腺良性疾病患者初次诊断年龄的分布状况，根据年龄分层后对乳腺癌及乳腺良性疾病患者的 HBV 血清学标志物（乙肝两对半）和相应肝功能进行对比分析。研究除了对比分析 HBsAg 外，也统计分析了乳腺癌患者与乳腺良性疾病患者之间 HBcAb 的差异，结果发现：2452 例乳腺癌患者中，HBsAg 阳性 201 例（8.2%），HBcAb 阳性 1629 例（66.4%）；1926 例乳腺良性疾病患者中，HBsAg 阳性 150 例（7.8%），HBcAb 阳性 1156 例（60.0%）。乳腺癌与乳腺良性疾病患者之间 HBsAg 阳性率无显著差异，与以往学者的研究结果相似[8]，但乳腺癌患者中 HBcAb 阳性患者显著高于乳腺良性疾病患者，两者比较具有显著的统计学差异（$P<0.05$）。同时，进一步年龄分层分析显示≤29 岁组、40~49 岁组及在≤40 岁组均存在乳腺癌患者 HBcAb 阳性显著高于乳腺良性疾病患者，提示 HBV 既往感染或潜伏感染可能是乳腺癌危险因素，同时也可能是我国女性乳腺癌发病较年轻及发病高峰较欧美地区提前的原因之一。其可能机制：HBV 感染后部分肝细胞功能受损，有可能致雌激素在肝的灭活减弱，致使体内雌激素含量相对增加，而雌激素与乳腺癌的发病密切相关，最终导致乳腺癌的发生。在前期研究中，我们基于此机制推测：我国重庆地区男性乳腺癌占所有乳腺癌的比例应明显高于欧美等西方国家男性乳腺癌所占比例（1%），原因是我国重庆地区 HBV 感染率远远高于欧美等西方国家，且中国男性人群 HBV 感染率高于女性人群。男性雌激素基线水平远远低于女性，因此，HBV 感染后男性人群肝细胞受损致雌激素灭活增加的相对水平远远高于女性，故受雌激素影响的危害相对较大[15]。为此，我们统计了重庆地区 2007~2011 年男性乳腺癌的发病情况，发现重庆地区男性乳腺癌占所有乳腺癌的 1.96%~6.5%（平均为 2.9%）[16]，明显高于欧美等西方国家的 1%，统计结果与假设相符。最终，笔者结合相关临床试验结果及基础试验理论，系统推测 HBV 感染导致乳腺癌发生发展的可能机制假说，主要有两个方面：①直接致癌作用。HBV 通过 HBX 蛋白等直接作用于乳腺导管上皮细胞，致使基因的调控紊乱而致癌。②间接致癌作用。HBV 感染后部分肝细胞功能受损，可能引起雌激素在肝的灭活功能减弱，致使体内雌激素含量相对增加，而雌激素对乳腺癌的发生发展具有明确的促进作用（图 6-1）[15]。

我国为 HBV 中高流行地区，我国将乙型肝炎疫苗纳入新生儿计划免疫以来，仍有较大比例的接种乙肝疫苗失败或 HBsAb 逐渐消退的情况，同时还有较高比例的 HBsAg 携带者和 HBcAb 阳性者，故从新生儿期开始加强 HBV 筛查和疫苗接种成效的监控，有可能部分预防或延缓乳腺癌的发生。当然，需要开展效能更高的前瞻性随机临床试验进一步论证并推进该假说的临床应用[15]。

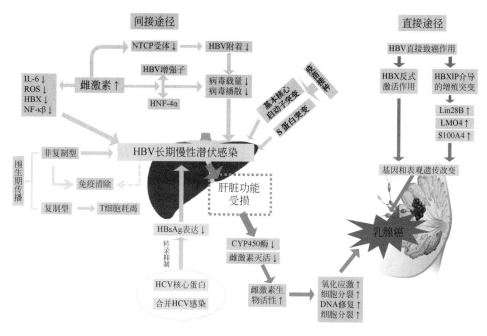

图 6-1　HBV 感染导致乳腺癌发生的机制假说

NTCP. Na$^+$-taurocholate cotransport polypeptide，牛黄胆酸钠转运蛋白；IL-6. interleukin-6，白细胞介素-6；ROS. reactive oxygen species，活性氧；HBX. hepatitis B virus X protein，HBX 蛋白；NF-κB. nuclear factor-κb，核因子 κB；HNF-4α. hepatocyte nuclear factor 4α，肝细胞核因子 4α；Lin28B. Lin28B 基因；LMO4. LIM-only protein 4，LIM- only 蛋白 4；S100A4. S100 calcium binding protein A4，钙离子结合蛋白 S100A4

（卢林捷　李　欣　李　红　孔令泉）

参 考 文 献

[1] 范婷婷, 谢渭芬. 肝纤维化和肝硬化治疗进展. 国际消化病杂志, 2010, 30(6): 349-351.

[2] 吴钦梅, 尤红. 中国乙型病毒性肝炎肝硬化研究现状. 中国病毒病杂志, 2014, 1: 7-10.

[3] 伍洁, 王维, 白鸿远, 等. 男性肝硬化患者血清雌二醇和睾酮水平变化及其与三联征的关系. 实用肝脏病杂志, 2009, 12(3): 195-197.

[4] 汪维艳, 杨京, 陆爽, 等. 男性肝硬化患者乳腺发育症与血清性激素及肝功能的相关性. 中华消化杂志, 2015, 11.

[5] Bruno G, Anadreozzi P, Graf U, et al. Hepatitis C virus: A high risk factor for a second primary malignancy besides hepatocellular carcinoma. Fact or fiction? La Clinica Terapeutica, 1999, 150(6): 413-418.

[6] Malagu M, Gaegante M P, Risino C, et al. Hepatitis C virus in elderly cancer patients. European Journal of Internal Medicine, 2006, 17(5): 325-329.

[7] Larrey D, Bozonnat M C, Kain I, et al. Is chronic hepatitis C virus infection a risk factor for breast cancer? World Journal of Gastroenterology : WJG, 2010, 16(29): 3687-3691.

[8] Su F H, Chang S N, Chen P C, et al. Association between chronic viral hepatitis infection and breast cancer risk: A nationwide population-based case-control study. BMC Cancer, 2011, 11(495).

[9] 贾继东, 李兰娟. 慢性乙型肝炎防治指南(2010 年版). 中华内科杂志, 2011, 168-179.

[10] Cui Y, Jia J. Update on epidemiology of hepatitis B and C in China. Journal of Gastroenterology and Hepatology, 2013, 28 Suppl 1(7-10).

[11] Ott J J, Stevens G A, Groeger J, et al. Global epidemiology of hepatitis B virus infection: New estimates of age-specific HBsAg seroprevalence and endemicity. Vaccine, 2012, 30(12): 2212-2219.

[12] Jemal A, Bray F, Center M M, et al. Global cancer statistics. CA: A cancer Journal for Clinicians, 2011, 61(2): 69-90.

[13] Yu Z G, Jia C X, Liu L Y, et al. The prevalence and correlates of breast cancer among women in Eastern China. PloS One, 2012, 7(6): e37784.

[14] Levaggi A, De M A, Dozin B, et al. Incidence of hepatitis in patients with evidence of past or current hepatitis B or C during chemotherapy for early breast cancer. Anticancer Research, 2014, 34(7): 3715-3720.

[15] 卢林捷, 孔令泉. 乙型肝炎病毒感染与乳腺癌关系的初步临床研究. 重庆医科大学硕士研究生学位论文, 2015.

[16] Jin L B, Lu L J, KONG L Q, et al. The 5-year incidence of male breast cancer in Southwest of China from 2007 to 2011. The Chinese-German Journal of Clinical Oncology, 2013, 12(11): 524-527.

第七章　乳腺癌手术治疗对肝功能和肝脏相关疾病的影响及处理

　　肝作为人体最重要的合成代谢旺盛的器官，极易受术中及术后各种因素的影响而出现肝功能异常。即使之前肝功能正常，术中或术后也可因溶血、输血、缺血性肝炎、感染等因素导致肝功能异常。因此，围手术期对病情进行严密监测和及时处理发现的肝功能异常，对避免术后肝损害有着重要的作用。对于术前肝功能正常的患者，应注意避免诱发肝功能异常的因素。部分乳腺癌患者伴有不同程度的肝功能损害，轻者表现为仅检测指标的异常，重者可出现黄疸、腹水甚至肝性脑病等肝衰竭表现。手术创伤、麻醉药物及其他因素影响，会导致患者的肝功能损害进一步加重。因此，正确评估与妥善治疗肝功能异常是伴肝功能损害的乳腺癌患者围手术期处理的要点，无论在术前、术中或术后均具有重要的意义。对于术前即存在急慢性肝病的患者，术前需全面评价肝功能，围手术期采取改善凝血功能、营养状态及控制感染、腹水等措施；术中注意避免麻醉药物、感染及缺血等原因导致的肝功能损害；术后严密监测肝脏功能，避免一切加重肝损害的诱因[1]。

第一节　术前肝功能正常的乳腺癌患者的围手术期处理

　　患者术前应常规行肝功能、凝血象和乙肝标志物检查，即使术前肝功能正常的乳腺癌患者，术后也可因多种因素出现肝功能异常。尤其是手术创伤大、时间长的患者发生肝功能损伤的概率明显升高。多数患者的肝损害为一过性，程度较轻且可自行缓解。但也有部分患者的肝损害较重甚至发生暴发性肝衰竭。术前肝功能正常的患者术后肝功能异常的原因可分为胆红素的过度产生和肝细胞功能异常[2]。

一、胆红素产生过多致肝功能异常的防治

　　（1）大量出血后输注红细胞、血肿吸收及溶血可导致胆红素的产生过多，超

出患者肝脏的处理能力或者合并有肝功能不全时可导致胆红素升高。主要表现为间接胆红素升高，当间接胆红素较高时直接胆红素也可有相应的升高。围手术期应积极止血，避免失血过多和大量输注库存血，严格避免输血不相容导致的溶血。

（2）严重感染或败血症患者可因 DIC 和继发微血管病性溶血导致胆红素产生过多，还可同时导致肝功能损伤和肝内胆汁淤积，引起明显的黄疸。因此围手术期应严格无菌操作、积极控制感染，避免严重感染或败血症的发生。

（3）Gilbert 综合征见于 3%～7%的人群，患者术前肝功能正常或轻度间接胆红素升高而未被重视，但患者围手术期在禁食、溶血、出血、输血、血液再吸收、感染等诱发因素的作用下可能出现肝功能异常。术前怀疑有此类疾病者应进行详细的检查评估，有禁食后胆红素升高、进食后缓解典型表现时可确诊。这种肝功能异常并不增加手术风险，最重要的预防措施是避免诱发因素[3]。

二、肝细胞功能异常

（1）围手术期肝脏缺血、缺氧可导致肝功能异常，轻度异常可在肝脏血流量和氧供给正常后很快恢复正常，严重者可发生暴发性肝衰竭。因此，手术及麻醉过程中应注意避免导致肝脏缺血、缺氧的诱因，如低通气、失血性休克、重度贫血等。

（2）围手术期使用的多种药物与肝功能异常有关。药物可影响胆红素代谢的各个环节，肝功能异常的原因可能为细胞坏死或者肝内胆汁淤积。用药期间应定期监测肝功能，一旦出现肝功能异常，应及时停用可疑药物。麻醉药物尤其是氟烷可导致严重肝损伤，应注意避免短期内多次使用，并尽量应用异氟烷、恩氟烷等肝损伤发生率低的药物。

（3）严重感染或败血症时某些炎症介质可导致肝细胞损伤，并可抑制胆汁分泌，甚至表现为黄疸。积极控制感染及必要时通过血液净化去除可疑的炎症介质有助于改善肝功能。

（4）输血后肝炎是血制品输注后的重要并发症，目前血制品严格筛查使输血后肝炎的发生率较低。

第二节　原已有肝病乳腺癌患者的围手术期处理

原已有肝脏疾病的乳腺癌患者接受乳腺癌手术治疗时，全身麻醉和手术可能导致肝功能恶化甚至肝衰竭，可出现围手术期出血和术后感染等重要并发症。轻度的肝功能不全仅表现为丙氨酸氨基转移酶（又名谷丙转氨酶，ALT）和天冬氨酸氨基转移酶（又名谷草转氨酶，AST）异常，血浆白蛋白轻微降低，重度肝功能异常者可有腹水、黄疸、低蛋白血症、凝血功能障碍、脾功能亢进、肝性脑病及合并全身感染等。术前需对患者的肝功能做出正确的评估（表7-1）及必要的术前准备，以保证手术的安全和术后的恢复。

表7-1 肝功能 Child-Pugh 分级[1]

项目	计分		
	1分	2分	3分
血清胆红素（μmol/L）	<34.2	34.2～51.3	>51.3
血浆白蛋白（g/L）	>35	28～35	<28
凝血酶原时间延长（s）	1～3	4～6	>6
凝血酶原活动度（%）	>50	30～50	<30
腹水	无	轻度	中度以上
肝性脑病	无	1～2级	3～4级

注：根据总评分可进行 Child-Pugh 分级：A级，5～6分，肝功能良好，手术风险小；B级，7～9分，肝功能中度损伤，手术危险度中等；C级，≥10分，肝功能差，手术危险度大。腹水分度：轻度，腹水仅通过超声探及；中度，腹水导致腹部中度、对称的膨隆；重度，腹水导致明显的腹部膨隆。

一、术前处理

术前尽可能确定肝脏疾病的病因和严重程度。Child-Pugh 评分是目前国际上较为通用的肝硬化肝储备功能的分级标准，对于术前评估肝脏储备功能、是否适宜手术及判断手术预后均具有重要的实用价值。Child-Pugh 评分 A 级肝功能良好，手术风险小；B级肝功能中度损伤，手术危险度中等；C级肝功能差，手术危险度大。

除肝功能检查外，血清白蛋白和凝血因子检查可以评价肝脏的合成功能。因为出血和感染是肝脏患者的重要并发症，血小板计数、血红蛋白、白细胞计数、血型和交叉配血等检查也很重要。同时还需完善肾功能、乙肝标志物、心电图、胸片等常规检查。急性肝炎及慢性肝病肝功能差者行手术可能会促进肝衰竭的发生，应待保肝治疗肝功能好转后再行手术治疗。慢性肝病患者如肝功能正常，无感染和肾功能损害，术前不需特殊治疗。术前需改善肝病患者的状态，主要包括六个方面。

（1）改善营养状态：营养不良者常伴有低蛋白血症、贫血及血容量减少，使其耐受失血、低血容量的能力降低,免疫力下降,易并发各种感染,低蛋白状况可引起组织水肿,影响伤口愈合。因此,术前应保证足够的营养支持,给予高蛋白、高糖类、低脂肪饮食,口服多种维生素。血浆白蛋白在 30~35g/L 者,补充高蛋白饮食即可;血浆白蛋白<30g/L 时还需术前行肠内或肠外营养支持。

(2)改善凝血功能:如确定有凝血障碍,术前应作相应的治疗。当血小板<$5×10^9$/L,建议输血小板;大手术应保持血小板达 $7.5×10^9$/L 以上。脾大和免疫引起的血小板破坏,输血小板难以奏效,不建议常规预防性输血小板。对凝血功能差的肝病患者可给予:①补充维生素 K 改善凝血功能;②输注新鲜冰冻血浆、凝血酶原复合物、冷沉淀、血小板等血制品改善凝血功能。术前 7 天应停用阿司匹林,术前 2~3 天停用非甾体类抗炎药,术前 10 天应停用抗血小板药噻氯匹啶(ticlopidine)和氯吡格雷(clopidogrel)等。

(3)感染的治疗:存在急性感染时不宜进行乳腺癌相关手术,应在抗感染治疗奏效后再考虑手术。

(4)治疗肾功能损伤:肝硬化的患者围手术期易出现肾衰竭,可以是肝肾综合征,也可以是其他原因,如肾前性或急性肾小管坏死。术前患者需每天观察出入液量、腹水,以及体重、水肿等变化情况。补充白蛋白、适量补充液体,注意避免有效循环血容量不足。酌情利尿,避免使用肾损害的药物。

(5)控制腹水:①限制水、钠的摄入。每日进水量应控制在 1000ml 左右,钠盐 1.2~2.0g。②输注血浆或白蛋白提高血浆胶体渗透压[4]。③使用利尿剂。一般以螺内酯(100~400mg/d):呋塞米(40~160mg/d)为 100:40 的比例给予,如果单独应用呋塞米,应联合服用氯化钾。利尿治疗以每天体重减轻不超过 0.5kg 为宜,利尿速度不宜过快,以免诱发肝肾综合征及肝性脑病。④放腹水并静脉输注白蛋白治疗难治性腹水。

(6)病毒性肝炎的处理:对于乙肝、丙肝病毒标志物阳性的患者,即使常规肝功能检查正常,仍应在术前完善凝血功能、DNA 病毒定量、血常规及肝脏影像学检查等,了解患者肝脏疾病进展的程度;对于肝功能异常者,应尽量在术前通过抗病毒和保肝治疗改善肝功能[5]。

二、术中处理

(1)麻醉药物:大多数麻醉药、镇痛药和镇静药需要在肝脏中降解。若肝病患者给予上述药物的正常剂量,其作用时间明显延长,甚至会引起昏迷。异氟烷是此类患者较好的麻醉制剂。所有挥发性吸入麻醉药均可降低门脉血流,故对肝病患者应尽量避免吸入麻醉。对于代偿期的肝病,可以使用标准剂量的药物。

（2）保证有效循环血容量：肝血流量减少可降低术中药物的清除率和酶的活性，从而导致术后肝功能的恶化。所有的麻醉技术、过度通气、交感神经张力升高和手术都可导致肝血流量的减少。术中通气的控制需要精确，因为低氧血症、酸中毒和过度通气都可以影响肝脏和肾脏的功能。

（3）术中应避免感染，手术时间较长时应术前半小时加用抗生素，同时需密切监测电解质、血糖和凝血功能。术中可能需要快速和大量输血时，必须提前准备好新鲜血和冰冻血浆。

（4）肝功能异常的患者更易出现肾衰竭，有肝硬化和肾功能异常的患者，需慎重使用含钠液体[6]。

三、术后处理

术后应加强保肝治疗，注意观察症状体征并规律监测肝功能指标。

（1）营养不良：术后禁食可加重患者营养不良，禁食期间应加强肠外营养，给予足够的营养支持，患者能进食后，应尽早口服饮食，少食多餐，给予低脂肪、高糖、高蛋白、富含维生素饮食。

（2）凝血功能障碍：由于肝病本身和手术的影响，患者术后易发生凝血功能紊乱，围手术期大出血或血栓形成均严重威胁肝功能和患者的生命安全。术后除继续补充维生素 K 及血制品改善凝血功能外，需注意出现 DIC 的可能，并注意避免局部和下肢深静脉血栓形成。

（3）黄疸：合并黄疸的患者术后可能会出现胃黏膜的应激性溃疡、术后肾功能不全、免疫力低下等，可加速肝功能恶化，导致切口感染。术后应积极进行相应的处理：①围手术期预防性使用抗生素控制感染；②应用质子泵抑制剂防治急性胃黏膜病变；③保证有效循环血容量；④应用保护肝细胞及促进胆红素代谢的药物辅助降低胆红素水平。

（4）腹水：术后应控制腹水产生，避免继发腹腔感染。除术前所注意的各项原则外，因术后患者进食减少、消耗增加、出血等原因会导致白蛋白进一步降低，更应注意复查及补充白蛋白，同时应补充足够的热量防止负氮平衡和蛋白质被消耗。

（5）肝性脑病：术后患者在各种诱因下容易发生肝性脑病，需积极防治。首先，应消除肝性脑病的诱因，如避免进食粗糙坚硬的食物、清除肠道积血、避免便秘、严格控制蛋白质的摄入。其次，需要应用肠道不吸收的抗生素抑制肠道菌群的繁殖。患者一旦出现肝性脑病，则需要禁食蛋白质类物质、纠正碱中毒和低钾血症；口服乳果糖制剂减少肠道产氨并促进其排出。

总之，与乳腺癌手术相关的肝功能异常临床并不少见。为避免肝功能恶化，术前应系统评价肝功能，术中避免麻醉药物和感染等因素加重其损伤，术后还应严密监测，采取各种措施积极改善肝功能。

（武　赫　戴　威　王安银　孔令泉）

参 考 文 献

[1] 孔令泉, 卢林捷. 伴发肝病及肝功能异常乳腺癌患者的处理. 见: 孔令泉, 吴凯南. 实用乳腺肿瘤学. 北京: 科学卫生出版社, 2016.

[2] Morris P J, Malt R A. Oxford Textbook of Surgery. Oxford: Oxford University Press, 1994: 199-211.

[3] Faust T W, Reddy K R. Postoperative jaundice. Clin Liver Dis, 2004, 8(1): 151-166.

[4] 石汉平, 詹文华. 围手术期病理生理与临床. 北京: 人民卫生出版社, 2010: 370-374.

[5] 王家骢, 李绍白. 肝脏病学. 3 版. 北京: 人民卫生出版社, 2013.

[6] Friedman L S. The risk of surgery in patients with liver disease. Hepatology, 1999, 29(6): 1617-1623.

第八章 抗肿瘤药物性肝损伤的诊断与防治

第一节 化疗药物性肝损伤的诊断与防治

化疗在乳腺癌的综合治疗中有重要作用。通常乳腺癌的化疗是多种药物联合、长期应用的过程,而主要的化疗药物,如表柔比星、紫杉醇、多西他赛、环磷酰胺、5-氟尿嘧啶等,大多存在不同程度的肝毒性,因而药物性肝损伤(drug induced liver injury, DILI)是化疗药的常见毒副作用之一。而具有肝病或乙型肝炎病毒(HBV)阳性者,无论肝功能正常与否,其肝脏均存在不同程度的病理损伤[1-3]。常常因化疗药加重药物性肝功能损害,免疫功能抑制加重病毒复制或致HBV再激活,使肝功能损害加重,甚至出现肝衰竭,无法及时化疗或化疗中断,导致乳腺癌的复发转移,危及患者生命[4]。药物性肝损伤是指由药物或其代谢产物引起的肝细胞毒性或肝脏对药物及其代谢产物的过敏反应所致的肝脏损害,其临床表现可以从无任何症状,发展到急性肝衰竭(ALF)甚至死亡[2]。DILI的发病率为1.4%~8.1%,而抗肿瘤药是引起药物性肝损伤的最常见药物之一[5]。有报道,在转移性乳腺癌患者常用的含多西他赛化疗方案中,由化疗引起的肝损伤的发病率为10.36%[6]。因此,抗肿瘤药物相关的DILI已成为临床用药及药物研发过程中非常重要的问题。

一、DILI的危险因素

1. 年龄

通常高龄是发生DILI的危险因素。一般老年人肝细胞内微粒体酶系统的活性降低,对某些化疗药物的代谢能力降低。有些化疗药物主要经肾排出,老年人的肾小球滤过作用常减退,肾功能下降导致药物在肝脏内的聚集增加,使老年人较易发生药物性肝毒性。

2. 性别

自身免疫性药物性肝损伤多见于女性[7]。

3. 营养状态

营养不良,尤其是低蛋白血症,可使肝内具有保护作用的因子,如谷胱甘肽等减少,增加机体对药物肝毒性的易感性。

4. 肝的原有疾病

肝基础性疾病可以增加药物性肝损伤的发病风险[8],如肝硬化患者对许多药物的代谢作用均降低,以至于药物易蓄积在肝内,造成肝损害。对于有慢性病毒性肝炎病史或乳腺癌肝转移患者,化疗致肝毒性的风险增加。我国是乙型肝炎病毒感染的高发区,在应用抗肿瘤药物时更需注意,对于乙肝表面抗原阳性的乳腺癌患者,即使治疗前肝功能正常,也应于化疗前 1 周开始抗病毒预防治疗。

5. 应用药物

多种化疗药都会产生肝毒性,包括细胞毒药物和靶向药物。抗肿瘤药物间互相作用也可能影响化疗药物性肝损伤的发生。例如,抗微管药多西他赛与 DNA 合成酶类抑制剂(卡培他滨或吉西他滨)联合使用可以使药物性肝损伤的发病风险增加 1.47 倍[6]。

6. 遗传因素

药物性肝损伤可能是一个复杂的遗传疾病,其中多个基因可能与肝脏损伤有关。包括细胞色素 P_{450}、谷胱甘肽转移酶(GST)、锰型超氧化物歧化酶(Mn-SOD)、N-乙酰基转移酶 2(NAT2)及白细胞介素等[5]。

二、抗肿瘤药物引起 DILI 的机制

药物性肝损伤分为可预测性和不可预测性两种。可预测性药物性肝损伤主要是药物的直接毒性作用所致;不可预测性药物性肝损伤根据其发生机制又可以分为代谢异常和过敏反应两类,即代谢特异体质和过敏特异体质。目前认为药物性肝损伤的产生机制可分为 3 步:①最初的细胞损伤,包括药物及其代谢产物引起直接细胞应激、线粒体抑制或代谢异常、特异免疫反应;②线粒体功能损伤;③细胞凋亡及细胞坏死[9]。在此过程中,坏死的肝细胞释放炎症因子,发生炎症反应,循环作用刺激重复以上步骤,形成炎症级联放大,并进一步促进、调节肝细胞死亡通路[10]。

三、DILI 的分类

1. 按肝细胞受损的类型分类

按肝细胞受损的类型,DILI 造成的肝功能异常可分为肝细胞损伤型、胆汁淤

积型和混合型。临床上通过计算 R 值来大致判断其类型。R=（ALT/ULN）/（ALP/ULN）。其中，ALT 为丙氨酸氨基转移酶，ULN 为正常上限值，ALP 为碱性磷酸酶。ALT＞2 倍正常值上限且 $R \geqslant 5$ 时为肝细胞损伤型；ALT＞2 倍正常值上限且 $R \leqslant 2$ 时为胆汁淤积型；ALT＞2 倍正常值上限且 $2 < R < 5$ 时为混合型[5,10]。

2. 按病情严重程度分类

轻度：ALT 或 ALP 升高，但血浆总胆红素（TBIL）＜2.5mg/dl，国际标准化比值（INR）＜1.5。

中度：ALT 或 ALP 升高，且 TBIL $\geqslant$ 2.5mg/dl，或 INR $\geqslant$ 1.5。

中重度：ALT、ALP、TBIL 和 INR 升高，且因 DILI 延长了住院时间。

重度：ALT 或 ALP 升高，且 TBIL $\geqslant$ 2.5mg/dl，伴肝衰竭（INR $\geqslant$ 1.5、腹水、肝性脑病）和（或）DILI 引起的其他器官（如肾脏、肺等）衰竭。

严重致死：因 DILI 引起的死亡或肝移植。

四、DILI 的临床表现和诊断

抗肿瘤药物性肝损伤最常见的临床表现包括发热、皮疹、黄疸和肝区疼痛等，其中黄疸和肝区疼痛常见于胆汁淤积型肝损伤。不同年龄组病例的肝损伤类型分布也不同，年轻患者更易发生肝细胞型肝损伤，老年患者易于发生胆汁淤积型肝损伤[11]。与肝细胞型比较，胆汁淤积型相对预后良好，但由于胆管细胞的再生过程慢于肝细胞再生，因此该型缓解时间较慢，常需数月。病死率最低的为混合型患者，临床表现同时具有急性肝炎和胆汁淤积。

目前尚无统一、公认的 DILI 诊断标准。DILI 的诊断为排他性诊断，如发现患者肝酶异常，需先全面了解病史、用药史（包括中药）、饮食，并仔细查体，再根据 ALT 与 ALP 计算出 R 值，根据 R 值来判断 DILI 类型[10]。对疑似肝细胞损伤型或混合型 DILI 患者，应先排除急性甲型、乙型、丙型、丁型、戊型病毒性肝炎及自身免疫性肝炎。对已排除典型病毒性肝炎的 DILI 患者，如有非典型淋巴细胞增多或淋巴结肿大，应排除急性巨细胞病毒、EB 病毒及单纯疱疹病毒等感染。对疑似胆汁淤积型 DILI 患者，应行超声或 CT 等腹部影像学检查，以除外胆道疾病。对于疑难病例，必要时肝活检可帮助诊断。

五、化疗药物性肝损伤的防治

1. 化疗药物性肝损伤的预防

为有效预防抗肿瘤药物所致 DILI，临床医师需熟悉所用抗肿瘤药物的用药指征或联合方案的肝脏毒性，要有"预防大于治疗"的理念，原则上需要掌握以下八点[5,10]：①详细了解患者的病史，包括既往病史、用药史，对肝功能状况有全面的评估。包括肝炎相关检测、肝基础病变的评估、肝脏基础病变的治疗情况。②肝功能达到以下标准才可考虑化疗：血清胆红素≤1.5倍正常值上限，ALT、AST和ALP≤2.5倍正常值上限，但若有肝转移，ALP、AST和（或）ALT≤5倍正常值上限。③尽可能避免有肝毒性的药物联合应用。④根据患者的个体情况选择合适的化疗药物及剂量。对有肝脏基础疾病的高危人群，应慎用肝毒性药物，对于既往治疗后出现肝损伤的患者，应根据肝损伤的程度调整所用的药物及其剂量。⑤化疗期间注意合并用药对肝脏的影响。⑥化疗期间和化疗后密切监测肝功能，一旦出现肝功能异常，应及时停用相关药物并积极护肝治疗。⑦对于有DILI高危因素的患者，可考虑给予必要的肝脏保护药物，并严密监测肝功能。⑧发生DILI，应及时给予临床评价与诊断，考虑停药、减量或换药，并积极保肝治疗，密切观察病情变化。

2. 化疗药物性肝损伤的干预

在化疗过程中，应在DILI发生早期进行干预，可参考药物警戒定律，即海因定律（Hy's law）[12]，包括以下三个方面：①药物导致肝损伤，通常表现为ALT和AST≥3倍正常值上限；②少数患者会出现总胆红素≥2倍正常值上限，但无胆道阻塞、胆囊或胆道疾病及肿瘤引起的ALP增高等；③没有其他原因可以解释转氨酶和胆红素的同时升高。

3. 化疗药物性肝损伤的停药原则

抗肿瘤药物性肝损伤的停药基本原则，可参照FDA 2013年DILI指南中有关临床试验中的基本停药原则：ALT或AST＞8倍正常值上限；ALT或AST＞5倍正常值上限，持续2周；ALT或AST＞3倍正常值上限，且总胆红素＞2倍正常值上限或INR＞1.5；ALT或AST＞3倍正常值上限，伴逐渐加重的疲劳、恶心、呕吐，右上腹痛或压痛，发热，皮疹和（或）嗜酸性粒细胞＞5%。

4. 化疗药物性肝损伤的治疗原则

化疗药物性肝损伤的治疗主要包括以下五个方面：①应及时按停药标准停用肝损伤药物；②适当应用保肝药物，首选乙酰半胱氨酸（NAC），也可应用谷胱甘肽（GSH）、甘草甜素、水飞蓟素、多烯磷脂酰胆碱、熊去氧胆酸等；③必要时加用糖皮质激素；④必要时进行血浆置换；⑤必要时行肝移植。

在传统抗肿瘤药物的应用中，DILI是常见的不良事件，在临床实践中，需要把握海因定律[15]，谨慎排他诊断，严格掌握防治和停药原则，做到防患于未然。

第二节　中药及内分泌治疗等致药物性肝损伤的诊断与防治

一、中药致药物性肝损伤的诊断与防治

（一）概述

近年来随着人们接触化学制剂、各种药物增多，药物性肝损伤发生率在逐渐增加，有资料显示占所有住院急性肝炎病例的10%，其中30%为中药所致急性肝损伤[13]。中药也是常见的引起药物性肝损伤的药物，在我国抗肿瘤临床治疗中广泛使用。由于人们对中药的误解，过低估计了中药可能造成的毒副作用，从而在化疗期间及系统治疗后的随访期间大量服用中药，但忽略了对肝、肾功能的监测，易导致药物性肝损伤的发生。

传统观念认为中药为天然制品，无毒无害。然而，中药组方往往数味甚至十几味，成分复杂，即使单味中药也往往含有多种化学成分，在进入人体后，这些化学成分互相作用与影响，在不同服用人群的不同身体素质条件下，在发生治疗作用的同时也可能发生毒副作用。中药致不良反应的原因主要有：植物药中含有重金属、杀虫剂、化肥、真菌、毒素和其他化学品等的污染；中药中含有对人体有害的毒性成分，如黄药子、贯众、黄芩、首乌等；长期较大剂量服用更易发生中毒，当进入人体后，又因为人体生理、病理状态的不同而发生各种变化，或发生治疗作用，或发生可知或不可知的毒副作用，从而导致肝损伤等各种不良反应[14]。

（二）中药致 DILI 的相关因素

有学者[15]分析认为中药致 DILI 与下述因素有关：①对中医药的认识存在误区；②不遵循中医药辨证论治的法则应用中药或中成药；③忽视中药的配伍技巧；④药物制剂及原生药的质量控制不佳；⑤药用品种的混乱；⑥乱用、误用或剂量过大和疗程过长等。

（三）临床表现和诊断

中药所致的肝损伤没有特异性，其临床表现与常见肝病相似，可出现急性肝细胞损害、胆汁淤积、胆管损害、肝硬化、暴发性肝衰竭或肝肿瘤等各种病理变化，停药后，多数肝损害是可逆的。急性肝损害常见临床症状为乏力、食欲缺乏、厌食、腹胀、恶心呕吐、尿黄、肝区不适等，少数可有皮疹、发热，严重者出现肝性脑病，消化道大量出血或伴肾衰竭甚至死亡。慢性患者常有食欲缺乏、乏力，

肝硬化患者可出现消瘦、腹泻、腹水、脾大与消化道出血等，体征上可有巩膜、皮肤黄染，肝大伴有压痛等。

乳腺癌患者中伴随较高比例的 HBV 感染和肝脏疾病患者，且化疗期间和化疗后可发生药物性肝损伤和 HBV 再激活而致肝功受损，某些中药也可导致药物性肝损伤，因而服用中药期间应注意监测肝功能和超声检查，以早期发现药物性肝损伤。

（四）治疗

治疗的关键是停用和防止再使用引起肝损伤的药物，同时也应尽量避免使用与致病药物在生化结构和（或）药物作用上属于同一类的药物。误服大量肝毒性药物的患者，宜尽早洗胃、导泻，并加用吸附剂，以清除胃肠内残留的中药，必要时采取血液透析、利尿等措施，以促进其排泄和清除。防治肝损伤药物及对症支持疗法参见本章第一节。

（五）预防

应完善和规范中药的生产、加工炮制、保存等标准。提高临床医生用药水平，在剂量、疗程、配伍、给药途径等环节应有严格的规定，以防止因使用不当而致中毒。遵循中医辨证施治的治疗原则，依法遣方用药，因人、因时、因证、因方用药，讲究配伍精准、个体差异、中病即止，提高用药安全性。对已有多个报道，或经动物试验证实有肝损害的药物，在临床应尽量不用或少用，在的确需要使用时，要严格限制使用剂量与疗程，并密切观察肝功能的变化。对有过敏史、年老体弱、肝肾功能不良的患者应特别注意。用药期间尤其是应用新药治疗时，应监测毒副反应，定期对血象、尿液、肝功能等进行检查。一旦发现皮疹、黄疸，应立即停药，并查肝功能。对有药物性肝损害病史的患者，应避免再度给予相同或化学结构相类似的药物。

二、内分泌治疗致药物性肝损伤的诊断与防治

内分泌治疗在乳腺癌的综合治疗中具有重要的作用，性激素受体阳性的乳腺癌患者在手术、化疗和（或）放疗等系统治疗后，应接受内分泌治疗 5 年以上，可明显提高乳腺癌患者的生存率。内分泌治疗可拮抗雌激素受体或降低雌激素的表达，使雌激素水平在肝脏表达减少，从而抑制雌激素对脂蛋白分解的作用，易导致脂肪在肝细胞内的大量堆积而诱发脂肪肝。重度的脂肪变性会引起明显的功能障碍，最终发展为肝细胞坏死[16]。有报道，服用常用内分泌治疗药物——他莫

昔芬的乳腺癌患者脂肪肝的发病率明显增高[17]。研究证实脂肪肝的发生与服用他莫昔芬密切相关,并且不同年龄及不同体重患者脂肪肝的发病率均有所不同,且发病年龄与脂肪肝发病率呈正相关,脂肪肝的发生率可高达62.3%[18]。因此,内分泌治疗期间应避免接触肝毒物质,慎重使用可能有肝毒性的药物和保健品,严禁过量饮酒[19]。医生应对长期服用他莫昔芬等进行内分泌治疗的患者予以重视,加强临床监测,定期行肝功能和超声检查。其相关临床表现及诊治,具体参见第十一章及本章第一节。

(赵春霞 孔德路 史艳玲 孔令泉)

参 考 文 献

[1] 孔令泉, 卢林捷. 伴发肝病及肝功能异常乳腺癌患者的处理. 见: 吴凯南. 实用乳腺肿瘤学. 北京: 科学出版社, 2016.

[2] 卢林捷, 孔令泉. 乙型肝炎病毒感染与乳腺癌关系的初步临床研究. 重庆医科大学硕士研究生学位论文, 2015.

[3] 石虹, 王吉耀, 刘天舒, 等. 慢性乙型肝炎患者血清生化指标与肝组织病理学炎症及纤维化程度的关系. 复旦学报(医学版), 2007, 34 (2): 246-249.

[4] 裴玲, 马昌义, 雷开健. 乳腺癌乙肝病毒阳性伴肝功能损害 17 例化疗及保肝治疗临床观察. 临床医学工程, 2010, 17(4): 66-68.

[5] 任军, 周心娜. 抗肿瘤药物肝损伤研究进展. 中国药物应用与监测, 2012, 6:309-312.

[6] Wang Z, Liang X, Yu J, et al. Non genetic risk factors and predicting efficacy for docetaxel-drug-induced liver injury among metastatic breast cancer patients. J Gastroenterol Hepatol, 2012, 27(8): 1348-1352.

[7] Lohse A W, Mieli-Vergani G. Autoimmune hepatitis. J Hepatol , 2011, 55(1): 171-182.

[8] Russo M W, Watkins P B. Are patients with elevated liver tests at increased risk of drug-induced liver injury. Gastroenterology, 2004, 126(5): 1477-1480.

[9] Russmann S, KullakUblick G A, Grattagliano I. Current concepts of mechanisms in drug-induced hepatotoxicity. Curr Med Chem, 2009, 16(23): 3041-3053.

[10] 刘秀峰, 秦叔逵. 抗肿瘤药物肝损伤的危害与防治. 临床肿瘤学论坛, 2015, (50): 11-12.

[11] Chalasani N, Bjorusson E. Risk factors for idiosyncratic drug-induced liver injury. Gastroenterology, 2010, 138(7): 2246-2259.

[12] Temple R. Hy's law: Predicting serious hepatotoxicity. Pharmacoepidemiol Drug Saf, 2006, 15(4): 241-243.

[13] 张亦瑾, 魏丽荣, 王笑梅. 警惕中药致药物性肝损伤. 临床医学工程, 2010, 17(11): 59-61.

[14] 姚光弼. 重视中药和草药引起的肝损害. 肝脏, 2005, 10(1): 1.

[15] 刘平, 袁继丽. 重视中药的肝损伤问题. 中国新药与临床杂志, 2007, 26(5): 388-391.

[16] The Breast International group(BIG)1-98 Collaborative Group. A comparison of letrozole and tamoxifen in postmenopausal women with early breast cancer. N Engl J Med, 2005, 353(26): 2747-2757.

[17] Farel G C. Drugs and steatoheatitis. Sem in Liver Disease, 2002, 22(2): 185-194.

[18] 孙明芳, 谢晓冬. 化疗及内分泌治疗对乳腺癌患者肝脏脂肪变性影响的研究进展. 大连医科大学学报, 2010, 32(3): 352-355.

[19] Zeng M D, Fan J G, Lu L G, et al. Guidelines for the diagnosis and treatment of nonalcoholic fatty liver diseases. J Dig Dis, 2008, 9: 108-112.

第九章 乳腺癌化疗相关乙型肝炎病毒再激活的诊断与防治

据世界卫生组织（WHO）最新公布，全球约有2.5亿慢性乙型肝炎病毒（HBV）感染者，尤其在中低收入国家。我国慢性HBV感染者约9300万，居世界首位[1,2]。乳腺癌作为全球女性最常见的恶性肿瘤，其发病率呈逐年递增趋势（增长约130万/年），尤其在HBV感染高发地区[3]。细胞毒化疗作为延长乳腺癌患者生存期的重要手段，已广泛应用于临床。近年来有研究发现，合并HBV感染的乳腺癌患者在其细胞毒化疗过程中或化疗结束后可出现HBV再激活，不仅导致HBV再激活相关发生率及死亡率明显增高，而且可致化疗延迟或提前终止，从而影响患者预后。然而，目前国内外有关乳腺癌化疗相关HBV再激活的临床研究甚少，本章主要就其预防与治疗进行综述。

一、乳腺癌化疗相关HBV再激活的定义

HBV再激活是指HBV携带者（positive surface antigen，HBsAg阳性）或HBV感染恢复期（negative surface antigen and positive core antibody，HBsAg阴性、HBcAb阳性）患者接受细胞毒化疗或免疫抑制剂治疗，血清HBV复制增加，甚至出现肝组织损伤。美国肝脏病学会在2013年召开的HBV再激活共识会议中将其明确定义为：HBsAg阳性患者血清HBV DNA由基线阴性转为阳性（绝对值≥200IU/ml）或HBV DNA较基线水平升高≥2log IU/ml，HBsAg阴性、HBcAb阳性患者血清HBsAg或HBV DNA由基线阴性转为阳性[4]。

二、乳腺癌化疗相关HBV再激活的发病机制

乳腺癌化疗相关HBV再激活的发病机制主要有两个方面。一是化疗药物导致的HBV与机体之间的免疫失衡。若机体感染HBV，cccDNA将持续存在于肝组织内，即使处于HBV感染恢复期，仍有微量cccDNA永久存在于肝组织和外

周血单核细胞内。然而,当机体接受细胞毒化疗或免疫抑制剂治疗时,机体免疫功能失去平衡,抑制 HBV 复制的获得性免疫功能(CD4$^+$Th,CD8$^+$CTL,作为 APC 的 B 细胞,细胞因子,如 γ-IFN、TNF)受到抑制,HBV 大量复制,感染肝细胞数量增加,导致血清 HBV DNA 升高,抗-HBc IgM 阳性、HBeAg 阳性或血清 HBsAg、HBV DNA 由阴性转为阳性。当细胞毒化疗或免疫抑制剂治疗停止后,机体免疫功能恢复,获得性免疫抑制 HBV 复制的同时介导肝细胞破坏,出现急性肝损害、慢性肝炎甚至肝硬化[5,6]。二是化疗药物对 HBV 的直接激活,细胞毒化疗药物可通过由过氧化物酶体增殖物激活受体 γ 共激活因子-1α(peroxisome proliferator-activated receptor-gamma coactivator-1α,PGC-1α)介导的氧化应激在转录水平上上调 HBV 的表达,导致 HBV DNA 复制增加[7]。

三、乳腺癌化疗相关 HBV 再激活的危险因素

1. 病毒因素

HBV 病原学状态及化疗前 HBV DNA 载量是 HBV 再激活的危险因素之一。血清 HBV DNA 高载量常反映肝组织内 HBV DNA 大量复制,HBsAg 阳性患者血清 HBV DNA 载量常高于 HBsAg 阴性患者,因此当机体处于免疫抑制状态时 HBsAg 阳性患者更易出现 HBV 再激活及肝损害。据研究显示,接受细胞毒化疗的 HBsAg 阳性乳腺癌患者 HBV 再激活率高达 41%～55.6%[8,9],肝损害发生率高达 48%～60.4%[10, 11];而 HBsAg 阴性乳腺癌患者 HBV 再激活的报道少见,龚建忠等[11]报道此类患者肝损害发生率为 17.8%。HBsAg 阳性患者化疗前 HBV DNA 高载量与 HBV DNA 低载量相比也更易出现 HBV 再激活。Zhong 等[12]的研究发现 HBsAg 阳性乳腺癌患者化疗前 HBV DNA 载量>3×10^5 拷贝/ml 易出现 HBV 再激活,敏感性为 81%,特异性为 85%。夏勇等[13]则在 177 例 HBsAg 阳性乳腺癌患者化疗的研究中,以 HBV DNA 检测是否阳性作为危险因素进行分析,单因素及多因素分析结果均显示 HBV DNA 阳性是 HBV 再激活的独立危险因素。

此外,有研究发现 HBV 基因突变可能是 HBV 再激活的危险因素。Lexopoulou 等[14]在 6 例 HBsAg 阳性、HBeAg 阴性、HBcAb 阳性恶性肿瘤出现 HBV 再激活的研究中发现,所有患者均存在 HBV 前 C 区 1896 位点 G→A 突变,5 例患者存在核心启动子 1762/1764 位点的突变。Borentain 等[15]的研究则显示在 HBsAg 阴性、HBcAb 阳性恶性肿瘤相关 HBV 再激活的患者中,57.1%存在前 C 区 1896 位点 G→A 突变,42.9%存在 1899 位点 G→A 变异,28.6%存在 1762 位点 A→C 变异。推测 HBV 基因组 1896 位点、1899 位点、1762/1764 位点等突变可能对 HBV 再激

活的发生有一定影响。

2. 化疗方案

乳腺癌患者常采用以蒽环类药物为基础的联合化疗方案，常用方案有CAF（环磷酰胺+多柔比星+氟尿嘧啶）、CEF（环磷酰胺+表柔比星+氟尿嘧啶）、AC（多柔比星+环磷酰胺），然而因蒽环类药物常导致患者出现呕吐症状，故常加用糖皮质激素止吐。研究表明蒽环类药物及糖皮质激素是HBV再激活的重要危险因素，蒽环类药物是以剂量相关的方式在体外刺激HepG2215分泌HBV DNA；糖皮质激素除直接抑制机体T细胞免疫功能外，可与HBV基因组内的糖皮质激素应答元件GRE（glucocorticoid response element）结合，上调其转录活性，引起HBV DNA复制[16]，相关研究主要涉及血液系统肿瘤。夏勇等[17]的研究也发现糖皮质激素与HBV感染的乳腺癌患者化疗后≥2级肝损害有关，但也有研究表明，糖皮质激素并非乳腺癌患者化疗出现HBV再激活相关肝炎的危险因素[10,13,18,19]。推测其原因可能是这些患者多处于乳腺癌早期阶段，化疗药物剂量小、疗程短，故作为止吐药的糖皮质激素剂量及疗程相对不足。

3. 其他

年龄（≥55岁）、基线ALT高水平、肝脏超声异常发现，如脂肪肝、慢性肝病或肝硬化可能是乳腺癌患者化疗出现HBV再激活的危险因素[13,18]。

四、乳腺癌化疗相关HBV再激活的临床表现

乳腺癌化疗相关HBV再激活的临床研究大多数涉及HBsAg阳性患者。研究显示，接受细胞毒化疗的HBsAg阳性乳腺癌患者HBV再激活率达14.7%～55.6%[8,13,19,20]；而HBsAg阴性乳腺癌患者HBV再激活的报道少见，Ide等[21]有个案报道，该患者为68岁老年女性，接受乳腺癌部分乳腺切除术并于术后行CAF方案化疗，化疗前检测血清HBsAg、HBeAg及HBV DNA均为阴性，HBcAb阳性，在第6个CAF方案化疗周期期间，检测血清HBsAg、HBeAg及HBV DNA均为阳性，最终该患者因HBV再激活导致的暴发性肝衰竭死亡。然而，乳腺癌化疗相关HBV再激活的临床表现不尽相同，轻者表现为乏力、食欲缺乏等非特异性肝炎症状；重者表现为黄疸、腹胀，甚至凝血功能障碍、肝肾综合征、肝性脑病等暴发性肝衰竭症状，致患者化疗延迟或提前终止甚至死亡[13,21,22]。多项荟萃分析发现，化疗前未预防性使用拉米夫定的HBsAg阳性乳腺癌患者化疗出现HBV再激活相关肝炎发生率达18.4%～23.5%，相关化疗中断率则达12.7%～33.6%[20,23]。

五、乳腺癌化疗相关 HBV 再激活的预防与治疗

（一）HBsAg 阳性乳腺癌患者化疗相关 HBV 再激活的预防与治疗

1. 预防措施

目前国内外指南普遍推荐，对接受细胞毒化疗或免疫抑制剂治疗的患者治疗前应常规筛查有无 HBV 感染（HBsAg、HBcAb），对 HBsAg 阳性患者应预防性使用核苷（酸）类似物抗病毒，以降低 HBV 再激活的风险。虽然相关循证医学证据主要来自血液系统肿瘤，但是有关 HBsAg 阳性乳腺癌患者的一系列临床研究也证实化疗前预防性使用抗病毒药物有显著疗效。Long 等[24]在 42 例 HBsAg 阳性乳腺癌患者接受细胞毒化疗的研究中发现，接受与未接受预防性使用拉米夫定的两组患者，HBV 再激活率差异显著（0 vs 28.6%，$P=0.021$）。刘宇等[25]研究发现，HBsAg 阳性乳腺癌患者化疗前预防性使用拉米夫定的观察组与未预防性使用拉米夫定的对照组相比，HBV 再激活率、肝损害发生率、化疗延迟率均有显著差异（0 vs 30%，$P=0.005$）、（12% vs 45%，$P=0.019$）、（0 vs 20%，$P=0.033$）。多项荟萃分析均显示，HBsAg 阳性乳腺癌患者化疗前预防性使用抗病毒药物可明显降低 HBV 再激活率、相关肝炎发生率及相关化疗中断率[20,24,26]。

此外，HBsAg 阳性乳腺癌患者在化疗过程中应密切监测 HBV DNA 水平，早期发现 HBV 再激活并及时治疗也可明显降低其肝炎发生率及化疗中断率。对此，Tsai 等[27]比较了化疗前预防性使用抗病毒药物与化疗过程中密切监测并及时治疗这两种方案的疗效，结果显示两者在肝炎发生率及化疗中断率上无明显差异。虽然短期内后者抗病毒疗程明显缩短，但从长远考虑，两者的抗病毒疗程相当，且因后者费用高、有发生重症肝炎的风险，可能并不适用于临床实践。因此，建议对接受细胞毒化疗的 HBsAg 阳性乳腺癌患者化疗前应常规预防性使用抗病毒药物，减少 HBV 再激活的发生。

2. 抗病毒治疗方案

HBsAg 阳性乳腺癌患者化疗前预防性使用核苷（酸）类似物可明显降低 HBV 再激活率及肝炎发生率，绝大多数研究使用拉米夫定。然而有研究显示随着拉米夫定治疗时程的延长，YMDD 耐药株出现的概率明显升高，其 1~5 年耐药发生率分别为 24%、38%、49%、67% 与 70%[6]。但是有关 HBsAg 阳性乳腺癌患者化疗预防性使用拉米夫定出现 YMDD 耐药株的报道少见。一项纳入 430 例 HBsAg 阳性乳腺癌患者的荟萃分析显示化疗前预防性使用拉米夫定治疗仅出现 YMDD 耐药株 3 例，并无统计学意义[25]。推测其原因可能是这些患者多为乳腺癌术后化疗患者，处于乳腺癌早期阶段，平均化疗疗程短（6 个疗程，即 4~5 个月），拉

米夫定使用平均持续时间短（6 个月）。相反，若这些患者处于乳腺癌晚期阶段，因其化疗疗程明显延长，拉米夫定使用持续时间延长，出现 YMDD 耐药株的风险显著增加，故该类患者抗病毒治疗方案应考虑化疗疗程时限长短。研究显示，接受细胞毒化疗的 HBsAg 阳性恶性肿瘤患者若合并短期化疗及基线低 HBV DNA 载量，拉米夫定具有充分的预防作用。然而，由于拉米夫定的低耐药屏障特点，随着拉米夫定治疗时限的延长，HBV 病毒突破及肝炎复发的概率明显升高。因此，多项国外指南建议接受细胞毒化疗的 HBsAg 阳性乳腺癌患者化疗前应评估化疗时限并检测 HBV DNA，若化疗时限短且 HBV DNA 载量低，可选用拉米夫定；若化疗时限长或 HBV DNA 载量高，建议选用强效高耐药基因屏障的药物（如恩替卡韦、替诺福韦），英国 NICE 指南及美国肝病指南分别将化疗时限长短标准界定为 6 个月、12 个月[28,29]，将 HBV DNA 载量高低标准统一界定为 2000IU/ml[28,29]。然而，我国《慢性乙型肝炎防治指南》2015 年版则未考虑化疗时限或基线 HBV DNA 载量，建议该类患者选用强效高耐药基因屏障的药物（如恩替卡韦、替诺福韦）[2]。

3. 抗病毒治疗疗程

目前并没有明确的研究表明 HBsAg 阳性乳腺癌患者预防性使用抗病毒治疗的最佳疗程。在多数研究中，HBsAg 阳性乳腺癌患者预防性使用拉米夫定常从化疗前 1 周开始持续至化疗结束后 1~2 个月。然而，Yun 等[9]的研究发现拉米夫定停药后 15 天出现 1 例 HBV 再激活；Dai 等[8]的研究发现化疗结束后继续使用拉米夫定 1 个月，在拉米夫定停药后 3 周出现 HBV 再激活。对此，HBsAg 阳性乳腺癌患者预防性抗病毒治疗应从化疗前 1 周开始持续至化疗结束后至少 2 个月，多项国外指南及中国乙肝指南建议持续至化疗结束后至少 6 个月[6,29,30]；亚太共识则建议持续至化疗结束后至少 12 个月[31]。此外，多个国外指南亦建议抗病毒治疗疗程需考虑基线 HBV DNA 载量，英国 NICE 指南建议若基线 HBV DNA 载量高，抗病毒治疗应在 HBeAg 血清学转换及 HBV DNA 检测不到后继续治疗至少 6 个月[28]；欧洲肝病指南则建议若基线 HBV DNA 载量高，抗病毒治疗应当持续至达到和免疫功能正常患者同样的治疗终点[32]。总之，理想的抗病毒治疗应当持续至机体免疫功能完全恢复。

（二） HBsAg 阴性、HBcAb 阳性乳腺癌患者化疗相关 HBV 再激活的预防与治疗

1. 预防措施

国内外指南对于接受细胞毒化疗或免疫抑制剂治疗的 HBsAg 阴性、HBcAb 阳性患者治疗前是否应预防性使用抗病毒药物的问题尚无统一意见。加拿大肝病指南建议该类患者应密切随访，以便早期发现 HBV 再激活并启动抗病毒治疗[6]；

欧洲肝病指南、亚太共识指南建议该类患者应检测 HBV DNA，若 HBV DNA 可测，则需预防性使用抗病毒药物，若不可测，则应密切随访[31,32]；美国胃肠病学会指南则建议若该类患者使用中/高危免疫抑制剂，应预防性使用抗病毒治疗[33]。目前 HBsAg 阴性、HBcAb 阳性患者化疗相关 HBV 再激活在实体肿瘤中的发生率极低，Saitta 等[34]在 44 例 HBsAg 阴性实体肿瘤化疗的研究中未发现 HBV 再激活；此外，Ide 等[21]仅对 HBsAg 阴性、HBcAb 阳性乳腺癌患者化疗相关 HBV 再激活进行了个案报道。考虑到成本—效益关系，不推荐 HBsAg 阴性、HBcAb 阳性乳腺癌患者化疗前预防性使用抗病毒药物，但应密切随访 HBV 血清学变化，及早发现 HBV 再激活并启动抗病毒治疗。

2. 随访指标及随访时限

欧洲肝病指南及加拿大肝病指南均建议该类患者应每隔 1～3 个月随访血清 HBV DNA 水平，不同的是，前者建议随访血清 ALT 水平[6,32]。然而，这些指南并未明确建议该类患者随访结束时限。由于细胞毒化疗所致的 HBV 再激活既可能发生在化疗过程中又可能发生在化疗结束后，因此，随访应当持续至化疗结束后。因 HBsAg 阴性、HBcAb 阳性乳腺癌患者相关 HBV 再激活的资料极度缺乏，故目前无法评估该类患者的随访结束时限。

3. 抗病毒治疗方案

一旦出现 HBV 再激活，应立即停用细胞毒化疗药及肝损害药物，及时启动抗病毒治疗。欧洲肝病指南及美国胃肠病学指南建议该类患者如合并短期化疗且 HBV DNA 载量低，选用拉米夫定；若合并反复、长期化疗或 HBV DNA 载量高，则选用强效高耐药基因屏障的药物（如恩替卡韦、替诺福韦）[32,33]。同样由于缺乏该类患者 HBV 再激活的资料，尚有待于更多的临床研究去评估不同抗病毒治疗方案的疗效。

总之，我国作为 HBV 感染的高发地区，乳腺癌患者在其细胞毒化疗前应常规筛查 HBV 感染（HBsAg、HBcAb），对 HBsAg 阳性患者应预防性使用抗病毒药物；对 HBsAg 阴性、HBcAb 阳性患者则应密切随访，及早发现 HBV 再激活并启动抗病毒治疗，从而减少 HBV 再激活及相关并发症的发生。然而由于缺乏乳腺癌化疗相关 HBV 再激活的临床研究，特别是 HBsAg 阴性、HBcAb 阳性乳腺癌患者的研究，故在乳腺癌化疗相关 HBV 再激活的危险因素、抗病毒治疗方案、抗病毒治疗疗程、随访指标与时限等问题上存有争议，因此需要更多的多中心、前瞻性、临床随机对照研究去阐释相关问题。

（曾爱中　董　琳）

参 考 文 献

[1] World Health Organization. Guidelines for the prevention, care and treatment of persons with chronic hepatitis B infection. 2015.

[2] 王贵强, 王福生, 成军, 等. 慢性乙型肝炎防治指南 (2015 年版). 中国肝脏病杂志 (电子版), 2015, 7(3): 1-18.

[3] Grayson M. Breast cancer. Nature, 2012, 485(7400):S49.

[4] Salpini R, Colagrossi L, Bellocchi M C, et al. Hepatitis B surface antigen genetic elements critical for immune escape correlate with hepatitis B virus reactivation upon immunosuppression. Hepatology, 2015, 61(3): 823-833.

[5] Seetharam A, Perrillo R, Gish R, et al. Immunosuppression in Patients with Chronic Hepatitis B. Curr Hepatol Rep, 2014, 21(13):235-244.

[6] Coffin C S, Fung S K, Ma M M. Management of chronic hepatitis B: Canadian Association for the Study of the Liver consensus guidelines. Canadian Journal of Gastroenterology, 2012, 26(12): 917.

[7] Mouler R M, Burdelova E O, Bar-Yishay I, et al. The metabolic regulator PGC-1a links anti-cancer cytotoxic chemotherapy to reactivation of hepatitis B virus. J Viral Hepat, 2013, 20(1): 34-41.

[8] Dai M S, Wu P F, Shyu R Y, et al. Hepatitis B virus reactivation in breast cancer patients undergoing cytotoxic chemotherapy and the role of preemptive lamivudine administration. Liver International, 2004, 24(6): 540-546.

[9] Yun J, Kim K H, Kang E S, et al. Prophylactic use of lamivudine for hepatitis B exacerbation in post-operative breast cancer patients receiving anthracycline-based adjuvant chemotherapy. British Journal of Cancer, 2011, 104(4): 559-563.

[10] Kim M K, Ahn J H, Kim S B, et al. Hepatitis B reactivation during adjuvant anthracycline-based chemotherapy in patients with breast cancer: A single institution's experience. The Korean Journal of Internal Medicine, 2007, 22(4): 237-243.

[11] 龚建忠, 陈彦帆, 韦燕, 等. 乳腺癌蒽环类药物辅助化疗后肝功能损害与 HBV 激活的临床研究. 海南医学, 2012, 23(12): 4-6.

[12] Zhong S, Yeo W, Schroder C, et al. High hepatitis B virus (HBV) DNA viralload is an important risk factor for HBV reactivation in breast cancer patients undergoing cytotoxic chemotherapy. J Viral Hepat, 2004, 11(1):55-59.

[13] 夏勇, 刘秋明, 谢春伟, 等. HBsAg 阳性乳腺癌化疗中 HBV 激活的危险因素分析. 中国现代医学杂志, 2011, 21(27): 3387-3391.

[14] Alexopoulou A, Theodorou M, Dourakis S P, et al. Hepatitis B virus reactivation in patients receiving chemotherapy for malignancies: Role of precore stop-codon and basic core promoter mutations. J Viral Hepat, 2006, 13(9): 591-596.

[15] Borentain P, Colson P, Coso D, et al. Clinical and virological factors associated with hepatitis B virus reactivation in HBsAg-negative and anti-HBc antibodies-positive patients undergoing chemotherapy and/or autologous stem cell transplantation for cancer. Journal of Viral Hepatitis, 2010, 17(11): 807-815.

[16] 洪帆, 梁江萍, 秦婷婷, 等. 乳腺癌患者化疗后乙肝病毒再激活及拉米夫定预防性应用的临床研究. 现代生物医学进展, 2015 (8): 1505-1508.

[17] 夏勇, 刘秋明, 熊秋云, 等. 乙肝病毒感染和乳腺癌化疗后肝损害相关因素分析. 中国现代应用药学, 2012, 29(7): 658-662.

[18] Sohn B S, Ahn J H, Jung K H, et al. Updated longitudinal data on acute exacerbation of chronic hepatitis B in patients with breast cancer receiving anthracycline-based adjuvant chemotherapy: Therapeutic vs. pre-emptive use of lamivudine. Japanese Journal of Clinical Oncology, 2011, 41(9): 1059-1066.

[19] Yeo W, Chan P K S, Hui P, et al. Hepatitis B virus reactivation in breast cancer patients receiving cytotoxic chemotherapy: A prospective study. Journal of Medical Virology, 2003, 70(4): 553-561.

[20] Zheng Y, Zhang S, Tan Grahn H M, et al. Prophylactic lamivudine to improve the outcome of breast cancer patients with HBsAg positive during chemotherapy: A Meta-Analysis. Hepat Mon, 2013, 13(4):e6496.

[21] Ide Y, Ito Y, Takahashi S, et al. Hepatitis B virus reactivation in adjuvant chemotherapy for breast cancer. Breast Cancer, 2013, 20(4): 367-370.

[22] Shoushtari A H, Shaw R A. Fulminant hepatitis following chemotherapy treatment for breast cancer. BMJ Case Reports, 2013, 2013: bcr2012007017.

[23] Tang W, Chen L, Zheng R, et al. Prophylactic effect of lamivudine for chemotherapy-induced hepatitis B reactivation in breast cancer: A meta-analysis. PloS One, 2015, 10(6): e0128673.

[24] Long M, Jia W, Li S, et al. A single-center, prospective and randomized controlled study: Can the prophylactic use of lamivudine prevent hepatitis B virus reactivation in hepatitis B s-antigen seropositive breast cancer patients during chemotherapy? Breast Cancer Research and Treatment, 2011, 127(3): 705-712.

[25] 刘宇, 李展翼, 黄泽楠, 等. 拉米夫定预防 HBsAg 阳性乳腺癌患者化学治疗中病毒再激活的疗效. 新医学, 2014, 45(10): 667.

[26] Liu J Y, Sheng Y J, Ding X C, et al. The efficacy of lamivudine prophylaxis against hepatitis B

reactivation in breast cancer patients undergoing chemotherapy: A meta-analysis. Journal of the Formosan Medical Association, 2015, 114(2): 164-173.

[27] Tsai S H, Dai M S, Yu J C, et al. Preventing chemotherapy-induced hepatitis B reactivation in breast cancer patients: A prospective comparison of prophylactic versus deferred preemptive lamivudine. Supportive Care in Cancer, 2011, 19(11): 1779-1787.

[28] Sarri G, Westby M, Bermingham S, et al. Diagnosis and management of chronic hepatitis B in children, young people, and adults: Summary of NICE guidance. BMJ, 2013, 346: f3893.

[29] 徐莹, 刘宇. 美国肝病学会乙型肝炎诊治指南要点. 临床肝胆病杂志, 2013, 29(2):1-8.

[30] Korean Association for the Study of the Liver (KASL). KASL clinical practice guidelines: Management of chronic hepatitis B. Clinical & Molecular Hepatology, 2016, 22(1):18-75.

[31] Sarin S K, Kumar M, Lau G K, et al. Asian-Pacific clinical practice guidelines on the management of hepatitis B: A 2015 update. Hepatology International, 2016, 10(1): 1-98.

[32] European Association For The Study Of The Liver. EASL clinical practice guidelines: Management of chronic hepatitis B virus infection. Journal of Hepatology, 2012, 57(1): 167-185.

[33] Reddy K R, Beavers K L, Hammond S P, et al. American Gastroenterological Association Institute guideline on the prevention and treatment of hepatitis B virus reactivation during immunosuppressive drug therapy. Gastroenterology, 2015, 148(1): 215-219.

[34] Saitta C, Musolino C, Marabello G, et al. Risk of occult hepatitis B virus infection reactivation in patients with solid tumours undergoing chemotherapy. Digestive and Liver Disease, 2013, 45(8): 683-686.

第十章 乳腺癌化疗相关丙型肝炎病毒再激活的应对策略

据世界卫生组织（WHO）统计，全球约有 1.85 亿丙型肝炎病毒（HCV）感染者，我国属于 HCV 低流行区，但绝对数量不少，HCV 感染者达 1000 万左右[1,2]。乳腺癌作为全球女性最常见的恶性肿瘤，2012 年新发病例约 170 万，我国新发病例增长速率超全球 2 倍，每年增速为 1.2%，在全世界排第一[3,4]。近年来，合并 HCV 感染的恶性肿瘤患者接受细胞毒化疗或免疫抑制剂治疗出现 HCV 再激活的问题已开始受到临床重视，但是相关研究主要涉及血液系统肿瘤，有关乳腺癌的报道罕见，故本章对乳腺癌化疗相关 HCV 再激活的研究进展进行综述，希望引起临床更多的关注。

一、乳腺癌化疗相关 HCV 再激活的概念

目前有关 HCV 再激活的定义尚未达成共识，通常采用的诊断指标包括血清 ALT 水平和（或）HCV RNA 滴度。有学者将其定义为抗-HCV 阳性患者血清 ALT 水平较基线升高≥3 倍（需除外肝脏肿瘤浸润、肝毒性药物、近期输血、HCV 以外的全身性感染等原因）伴或不伴血清 HCV RNA 滴度由基线阴性转为阳性或较基线水平升高＞1log10IU/ml。一般慢性 HCV 感染者血清 HCV RNA 滴度相对稳定，波动约 0.5log10IU/ml[5]。

二、乳腺癌化疗相关 HCV 再激活的临床特点

乳腺癌化疗相关 HCV 再激活的发病机制目前尚不明确，通常认为与化疗药物导致 HCV 与机体之间的免疫功能紊乱有关。细胞毒化疗或免疫抑制剂通过抑制机体的免疫功能，使清除 HCV 的免疫效应细胞如细胞毒性 T 淋巴细胞（CTL）活性下降，从而有利于 HCV 大量复制；当细胞毒化疗或免疫抑制剂治疗停止后可出现"免疫反弹"，机体免疫功能恢复，清除 HCV 的同时快速介导肝细胞破

坏，出现肝组织损伤，临床可表现为无症状肝酶升高到危及生命的暴发性肝衰竭，导致化疗药物减量、化疗延迟甚至化疗中断，影响患者预后[5]。有关乳腺癌化疗相关 HCV 再激活的临床报道少见，多数合并 HCV 感染的乳腺癌患者对细胞毒化疗可表现出良好的耐受性。Miura 等[6]的研究发现合并 HCV 感染的乳腺癌患者在细胞毒化疗过程中 HCV RNA 滴度保持不变。Soji 等[7]的研究则表明约 90%合并 HCV 感染的乳腺癌患者化疗结束后不会出现 3 级以上肝酶升高。Morrow 等[8]的研究同样显示在 45 例合并 HCV 感染的乳腺癌患者中，92%能够完成最初的化疗疗程。

三、乳腺癌化疗相关 HCV 再激活的危险因素

（一）病毒因素

目前可将 HCV 分为 6 个不同的基因型，同一基因型可分为不同亚型，这种 HCV 基因异质性可能是 HCV 再激活的危险因素，Rumi 等[9]报道 HCV 基因 2c 型患者在长期亚临床感染后有 2 例 HCV 再激活，经肝活检发现这 2 例患者肝脏炎症出现了明显进展，由最初的肝脏炎症轻度活动发展到重度活动，以及肝门至汇管区形成纤维间隔（Ishak 评分分别为 G14S4、G6S5）。此后，其又在 100 例基因 2a/c 型患者和 106 例基因 1b 型患者的研究中发现，HCV 基因 2c 型患者与 2b 型患者相比，出现 HCV 再激活的风险明显升高，且与肝硬化的进展呈线性关系。推测其原因可能是 2c 型患者的 HCV 基因高变区 HVR1 随时间进展更易改变，而这个区域是宿主针对 HCV 感染的免疫应答区域[10]。

（二）药物因素

乳腺癌患者常采用以蒽环类药物为基础或包含紫杉醇药物的辅助化疗方案，可明显延长其生存期，提高生活质量。而蒽环类药物常导致呕吐，紫杉醇常导致过敏现象，故需加用糖皮质激素止吐及抗过敏。多项研究均表明糖皮质激素是 HCV 再激活的危险因素[11,12]，它不仅通过上调肝细胞膜表面的 HCV 受体表达，增强 HCV 感染的敏感性，而且可直接增强体内外的 HCV 复制[5]。然而，HCV 再激活与糖皮质激素呈剂量相关性，只有大剂量、系统的糖皮质激素治疗才可以导致 HCV 再激活[13]，在乳腺癌化疗过程中作为止吐药或抗过敏药物使用的糖皮质激素因其剂量少、疗程短出现 HCV 再激活的风险相对小。

此外，抗-人类表皮生长因子受体 2（human epidermal growth factor receptor-2，HER-2）单克隆抗体曲妥珠单抗是特异性作用于 HER-2 的单克隆抗体，普遍应用

于 HER-2 阳性乳腺癌的治疗。合并 HCV 感染的乳腺癌患者使用曲妥珠单抗可能是安全的，甚至有利于减少 HCV 复制。单中心研究显示 10 例抗-HCV 阳性的乳腺癌患者接受细胞毒化疗和（或）曲妥珠单抗治疗，治疗前后平均血清 HCV RNA 滴度无明显变化，分别为 6.5logIU/ml、6.7logIU/ml[14]。有个案报道则显示使用曲妥珠单抗可导致血清 HCV RNA 滴度下降，推测其原因在于 HCV 感染与表皮生长因子（EGF）有关，HER-2 是一种跨膜酪氨酸激酶，与 EGF 有 40%的同源序列，可表达在 HCV 感染的非癌肝细胞，曲妥珠单抗作用于 HER-2 的同时抑制 EGF 功能，从而导致 HCV 复制减少。

（三）其他

男性、年龄（>45 岁）、基线肝酶升高、基线肝硬化存在也可能是 HCV 再激活的危险因素[7]。

四、乳腺癌化疗相关 HCV 再激活的治疗

我国目前 HCV 感染治疗的标准方案是聚乙二醇干扰素 α（Peg-IFN-α）联合利巴韦林，Peg-IFN-α-2a 给药剂量为 180μg/周，皮下注射；利巴韦林为 800～1200mg/d，口服。目前的主要治疗发展方向则是基于标准方案下的应答指导治疗（response-guided therapy，RGT），基因 1 型标准疗程为 48 周，2 型、3 型标准疗程为 24 周，如实现快速早期病毒学应答，基因 1 型疗程可缩短至 24 周；如实现延迟病毒学应答，基因 1 型疗程应延长至 72 周，基因 2 型、3 型应延长至 48 周；如无应答则应终止治疗。然而，在过去 20 年全球使用 Peg-IFN-α 联合利巴韦林治疗的 HCV 感染者只有 30%～60%可以获得治愈，且因其不良反应多，患者耐受性差，治疗时间长，最终导致患者不能坚持治疗造成病毒反弹。

随着直接作用抗病毒药物（directly acting antiviral，DAA）的迅速发展，超过 90%的 HCV 感染者获得治愈。DAA 包括非结构蛋白（non-structural，NS）3/4A 蛋白酶抑制剂、NS5A 蛋白抑制剂和 NS5B 聚合酶抑制剂等。以下综合 2016 年韩国 HCV 指南、2015 年美国 AASLD-IDSA HCV 指南、2015 年欧洲 HCV 指南介绍不同基因型使用的 DAAs 治疗方案。

（一）HCV 基因 1 型（GT-1）

（1）固定剂量复合片 Sofosbuvir（400mg）/Ledipasvir（90mg），无肝硬化，疗程 12 周；代偿期（Child A）或失代偿期肝硬化（Child B、C）联合利巴韦林（1000～1200mg/d），疗程 12 周，有利巴韦林禁忌者，疗程 24 周。

（2）固定剂量复合片 Ombitasvir（75mg）/Paritaprevir（12.5mg）/Ritonavir（50mg）联合 Dasabuvir（250mg），无肝硬化 GT-1b 型疗程 12 周，GT-1a 型联合利巴韦林，疗程 12 周；代偿期肝硬化（Child A），GT-1b 患者联合利巴韦林，疗程 12 周，GT-1a 患者联合利巴韦林，疗程 24 周。

（3）Sofosbuvir（400mg）联合 Simeprevir（150mg），无肝硬化，疗程 12 周；代偿期肝硬化（Child A）联合利巴韦林，疗程 12 周，有利巴韦林禁忌者，疗程 24 周。

（4）Sofosbuvir（400mg）联合 Daclatasvir（60mg），无肝硬化，疗程 12 周；代偿期肝硬化（Child A）联合利巴韦林，疗程 12 周，有利巴韦林禁忌者，疗程 24 周；失代偿期肝硬化（Child B、C）联合利巴韦林，疗程 12 周。

（5）Aunaprevir（100mg）联合 Daclatasvir（60mg）为基础方案，无肝硬化或代偿期肝硬化（Child A），疗程 24 周。

（二）HCV 基因 2 型（GT-2）

（1）Sofosbuvir（400mg 每日 1 次）和利巴韦林，无肝硬化和代偿期肝硬化（Child A），疗程 12 周；失代偿期肝硬化（Child B、C）联合利巴韦林，疗程应延长至 16～20 周。

（2）Sofosbuvir（400mg）联合 Daclatasvir（60mg）为基础方案，无肝硬化，疗程 12 周；代偿期肝硬化（Child A）联合利巴韦林，疗程 24 周；失代偿期肝硬化（Child B、C），疗程 24 周，若联合利巴韦林，疗程 12 周。

（三）HCV 基因 3 型（GT-3）

（1）Sofosbuvir（400mg）和利巴韦林，无肝硬化疗程 24 周。

（2）Sofosbuvir（400mg）联合 Daclatasvir（60mg），无肝硬化，疗程 12 周；代偿期肝硬化（Child A）联合利巴韦林，疗程 24 周；失代偿期肝硬化（Child B、C），疗程 24 周，若联合利巴韦林，疗程 12 周。

（四）HCV 基因 4 型（GT-4）

（1）固定剂量复合片 Sofosbuvir（400mg）/Ledipasvir（90mg 每日 1 次），无肝硬化，疗程 12 周；代偿期（Child A）或失代偿期肝硬化（Child B、C），联合利巴韦林（1000～1200mg/d），疗程 24 周，若联合利巴韦林，疗程 12 周。

（2）Sofosbuvir（400mg）联合 Daclatasvir（60mg），无肝硬化，疗程 12 周；代偿期肝硬化（Child A）联合利巴韦林，疗程 12 周，有利巴韦林禁忌者，疗程 24 周；失代偿期肝硬化（Child B、C）联合利巴韦林，疗程 12 周，有利巴韦林禁忌者,疗程 24 周。

(3) 固定剂量复合片 Ombitasvir (75mg) /Paritaprevir (12.5mg) /Ritonavir (50mg),无肝硬化联合利巴韦林,疗程 12 周;代偿期肝硬化 (Child A) 联合利巴韦林,疗程 24 周。

(五) HCV 基因 5 型、6 型 (GT-5、GT-6)

(1) 固定剂量复合片 Sofosbuvir (400mg) /Ledipasvir (90mg),无肝硬化,疗程 12 周;代偿期 (Child A) 或失代偿期肝硬化 (Child B、C),联合利巴韦林 (1000~1200mg/d),疗程 12 周,有利巴韦林禁忌者,疗程 24 周。

(2) Sofosbuvir (400mg) 联合 Daclatasvir (60mg),无肝硬化,疗程 12 周;代偿期肝硬化 (Child A) 联合利巴韦林,疗程 12 周,有利巴韦林禁忌者,疗程 24 周;失代偿期肝硬化 (Child B、C) 联合利巴韦林,疗程 12 周,有利巴韦林禁忌者,疗程 24 周。

目前对于乳腺癌化疗相关 HCV 再激活的最佳治疗用药尚不明确,由于标准抗病毒方案的血液系统毒性会加速化疗的细胞毒性(包括严重血细胞减少及危及生命的感染),因此,不推荐将标准方案作为乳腺癌化疗相关 HCV 再激活的首选方案。而 DAAs 在严重不良反应、疗效方面均显著优于标准抗病毒方案,因此,DAAs 在治疗 HCV 再激活方面可显现良好的疗效。但是,由于 DAAs 可抑制肝脏药物代谢的酶系统 [如线粒体 P450 (CYP) 2C、CYP3A4 或 CYP1A],有较多的药物相互作用,因此,有待于大量的多中心、临床对照研究去评估乳腺癌化疗合并 HCV 再激活使用 DAAs 的疗效及安全性,目前这方面的资料还很匮乏。

(曾爱忠)

参 考 文 献

[1] WHO Guidelines Approved by the Guidelines Review Committee. Guidelines for the Screening Care and Treatment of Persons with Chronic Hepatitis C Infection: Updated Version. Geneva: World Health Organization, 2016.

[2] 中华医学会肝病学分会. 丙型肝炎防治指南(2015 年版). 中国肝脏病杂志(电子版), 2015, (3): 19-35.

[3] Rayson M. Breast cancer. Nature, 2012, 485:49-53.

[4] 张岸辉, 谌永毅, 刘翔宇. 乳腺癌患者生活质量影响因素及干预方法的研究进展. 解放军护理杂志, 2015, (18):25-28.

[5] Torres H A, Davila M. Reactivation of hepatitis B virus and hepatitis C virus in patients with

cancer. Nature Reviews Clinical Oncology, 2012, 9(3):156-166.

[6] Tomizawa K, Suyama K, Matoba S, et al. The safety of chemotherapy for colorectal cancer patients with hepatitis C virus infection. Medical Oncology, 2014, 31(10):1-7.

[7] Shoji H, Hashimoto K, Kodaira M, et al. Hematologic safety of breast cancer chemotherapies in patients with hepatitis B or C virus infection. Oncology, 2012, 82(4):228-233.

[8] Morrow P K, Tarrand J J, Taylor S H, et al. Effects of chronic hepatitis C infection on the treatment of breast cancer patients. Annals of Oncology, 2010, 21(6):1233-1236.

[9] Rumi M G, Filippi F D, Donato M F, et al. Progressive hepatic fibrosis in healthy carriers of hepatitis C virus with a transaminase breakthrough. Journal of Viral Hepatitis, 2002, 9(1):71-74.

[10] Rumi M G, De Filippi F, La Vecchia C, et al. Hepatitis C reactivation in patients with chronic infection with genotypes 1b and 2c: A retrospective cohort study of 206 untreated patients. Gut, 2005, 54(3):402-406.

[11] Chen M H, Chen M H, Tsai C Y, et al. Incidence and antiviral response of hepatitis C virus reactivation in lupus patients undergoing immunosuppressive therapy. Lupus, 2015, 24(10): 1029-1036.

[12] Mahale P, Kontoyiannis D P, Chemaly R F, et al. Acute exacerbation and reactivation of chronic hepatitis C virus infection in cancer patients. Journal of Hepatology, 2012, 57(6):1177-1185.

[13] Coppola N, Pisaturo M, Guastafierro S, et al. Increased hepatitis C viral load and reactivation of liver disease in HCV RNA-positive patients with onco-haematological disease undergoing chemotherapy. Digestive & Liver Disease, 2012, 44(1):49-54.

[14] Miura Y, Theriault R L, Naito Y, et al. The Safety of Chemotherapy for Breast Cancer Patients with Hepatitis C Virus Infection. Journal of Cancer, 2013, 4(6):519-523.

[15] Tamori A, Kawajiri H, Takashima T, et al. Could trastuzumab suppress hepatitis C virus in a patient with chronic hepatitis and breast cancer? American Journal of Gastroenterology, 2011, 106(106):1865-1866.

第十一章 乳腺癌患者化疗及内分泌治疗期间脂肪性肝病的诊断与防治

目前，全身化疗和内分泌治疗在乳腺癌患者的综合治疗中已占有相当重要的地位，通过化疗和内分泌治疗，能够在很大程度上缓解病情、延长生命、提高患者的生存质量。已有研究显示，化疗及内分泌治疗药物（如他莫昔芬）的毒副反应可导致患者肝损害，患者可表现为转氨酶升高等一系列肝炎症状，影响患者的生活质量，以致有些患者不能完成治疗，目前已引起临床医生的广泛重视。但化疗和（或）内分泌治疗所导致的脂肪性肝病（fatty liver disease，FLD），简称脂肪肝，仍常被忽视[1-3]。脂肪性肝病是临床肿瘤患者化疗期间和化疗后内分泌治疗期间的常见并发症[1-7]。

脂肪性肝病是由多种疾病和病因引起肝内脂肪合成增加而氧化减少导致肝内脂肪蓄积过多的一种病理状态。临床上依据其发病原因可分为酒精性肝病（alcoholic liver disease，ALD）和非酒精性脂肪性肝病（nonalcoholic fatty liver disease，NAFLD）。非酒精性脂肪性肝病是一种与胰岛素抵抗（insulin resistance，IR）和遗传易感密切相关的代谢应激性肝脏损伤，其病理学改变与酒精性肝病相似，但患者无过量饮酒史，疾病谱包括非酒精性单纯性脂肪肝（nonalcoholic simple fatty liver，NAFL）、非酒精性脂肪性肝炎（nonalcoholic steatohepatitis，NASH）及其相关肝硬化和肝细胞癌，某些抗肿瘤药物（如化疗药物）是脂肪肝发病危险因素之一。值得注意的是，目前的治疗指南中强调药物性（如他莫昔芬、甲氨蝶呤等）脂肪肝并不属于 NAFLD 的范畴[8,9]。

脂肪肝被认为是代谢综合征的一种表现，与肥胖、胰岛素抵抗和血脂异常密切相关[10]。关于脂肪肝的预后，过去认为该病的预后良好。近来研究发现，脂肪肝可发展为肝硬化。重度脂肪肝患者中可见肝纤维化，1.5%～8%为肝硬化，脂肪肝已是公认的隐源性肝硬化的常见原因[11]。另外，脂肪性肝病的存在还可能对判断治疗后的乳腺癌患者是否发生肝转移产生一定干扰。因此，临床医生应对化疗及内分泌治疗等综合治疗后引起脂肪肝的乳腺癌患者做到早期预防、早期发现和诊断、早期进行必要的治疗，防止病情进一步恶化。针对乳腺癌患者脂肪性肝病的研究,一方面可提高患者的生存质量和延长生存期,另一方面对临床工作研究具有十分重要的指导意义。

第一节 乳腺癌患者化疗期间脂肪性肝病的诊断与防治

一、概述

化疗性脂肪肝(chemotherapy related fatty liver disease,CRFLD)是指患者因接受化疗所导致的肝细胞脂肪变性,最终形成脂肪肝[3]。肝脏是药物代谢的重要场所,多数化疗药物均可对肝脏造成损伤,引发脂肪肝,并随时间进展而加重[12]。有学者分析288例乳腺癌患者化疗前后肝脏超声表现及实验室血生化指标的变化[化疗前肝脏超声表现和(或)实验室指标异常者除外],结果发现化疗后288例乳腺癌患者中84例(29.2%)经超声诊断为脂肪肝,288例乳腺癌患者实验室肝功能及血脂指标(AST、ALT及TG、CHOI、LDL-C)均有不同程度升高,化疗前后实验室结果差异显著($P<0.05$),显示乳腺癌患者化疗后可导致肝脏的脂肪变,部分发展为脂肪肝[13]。有学者报道[14],418例肿瘤患者化疗后,有85例(20.3%)发生肝脂肪变性,尤其是乳腺癌患者脂肪肝的发病率可随着化疗疗程的增加而升高。

二、发病原因

(一)高能量饮食和运动量过少

非酒精性脂肪性肝病(NAFLD)的发生发展与不良生活习惯如饮食、运动量少及不良嗜好等有关。化疗期间很多患者及其家属存在错误认识,大量补充营养,加之活动量减少,摄入量明显大于消耗量,能量以脂蛋白颗粒形式蓄积在肝细胞内,是化疗性脂肪肝形成的原因之一[14-16]。

(二)化疗药物

化疗药物多数具有较强的肝毒性,损伤肝细胞而引发脂肪肝,并随时间进展而加重[17]。乳腺癌化疗常用药物,如多柔比星、氟尿嘧啶、长春新碱、紫杉醇等对肿瘤细胞杀伤的同时,可在肝内蓄积,并对正常肝细胞内质网结构及某些酶具有不同程度的破坏,从而干扰了脂肪酸的氧化过程[3,12]。多柔比星、紫杉醇和环磷酰胺等可直接造成肝细胞坏死,激活细胞色素P_{450}酶,其代谢反应产生亲电子基或自由基可致肝细胞坏死,也可作为氧化剂或产生脂质过氧化物引起慢性肝损伤并产生脂肪代谢障碍,最终引起脂肪肝。

(三)胰岛素抵抗和高胰岛素血症

乳腺癌化疗常用药物,如环磷酰胺、多柔比星及紫杉类,杀伤肿瘤细胞的同时可损害胰腺 B 细胞[18],抑制胰岛素的合成及分泌,导致胰岛素抵抗及高胰岛素血症,使肝细胞内脂肪堆积,最终导致脂肪肝的发生。

(四)雌激素水平明显降低

化疗可抑制下丘脑-垂体性腺轴,诱发闭经,降低雌激素水平,抑制雌激素对脂蛋白分解的作用,导致脂肪在肝细胞内的大量堆积而诱发脂肪肝。

(五)肠源性内毒素血症

一项临床研究显示 78%的 NAFLD 患者存在小肠细菌过度生长[19]。小肠细菌过度生长使肠黏膜通透性增加、细菌移位,大量毒素入血,导致肠源性内毒素血症(intestinal endotoxemia),导致 NAFLD 的发生。随着"肠-肝"轴(gut-liver axis)[20]的提出,已有相关研究表明肠黏膜屏障的损害及肠道微生态的失衡与 NAFLD 的发生相关[21]。恶心、呕吐、胃肠黏膜受损是乳腺癌化疗的常见副反应,且化疗患者免疫力降低,易致乳腺癌化疗患者胃肠黏膜受损、肠道菌群失调,使细菌移位,大量毒素入血,导致肠源性内毒素血症,而促进化疗性脂肪肝(CRFLD)的发生。

三、诊断及依据

乳腺癌并发脂肪肝早期无明显临床表现且仅少数患者有轻度生化指标异常,疾病进展时往往已经出现了肝功能的重度异常及肝纤维化,甚至肝硬化[2]。超声和(或)CT 检查对乳腺癌化疗性脂肪肝具有较高的诊断价值,是脂肪肝最直接可靠的诊断依据[22]。化疗性脂肪肝(CRFLD)的临床诊断依据:患者具有应用化疗药物的病史;有相关影像学(超声或 CT)的检查结果;并除外酗酒史及基础肝病史。

四、治疗

乳腺癌化疗性脂肪肝应采取综合治疗措施,包括停用引起脂肪肝的药物或可疑药物,改变生活方式、运动疗法、饮食控制、防治肠道菌群失调、胰岛素增敏剂及保肝药物治疗。在一般治疗措施无效的情况下,应及早采用药物治疗以促进肝内脂肪及炎症的消退，并阻止其向肝纤维化发展。乳腺癌化疗性脂肪肝应长期甚至终身治疗，即对患者进行随访时不仅要留意肿瘤是否复发、转移，还要注意患者肝功及肝脏影像学改变，及时采取治疗措施[2]。

（一）改变生活方式

良好的生活方式是治疗非酒精性脂肪肝的关键[10]。改变饮食习惯，建议低糖和低脂平衡膳食；根据化疗时的身体反应情况，制定每天的运动方案，适当做户外运动及有氧运动；纠正不良饮食行为和不良生活行为，如高脂肪和高糖饮食、进食过多、不合理膳食搭配、多坐少动、睡眠紊乱等；避免滥用保健品；调整心态和情绪，少发脾气。

（二）运动疗法

运动后脂肪、肝脏及肌肉的代谢加强，从而增加脂肪酸等的代谢。化疗期间或化疗恢复期间适当的运动治疗可改善胰岛素抵抗，提高机体的抗氧化能力、抑制氧化应激和脂质过氧化对肝脏的进一步损伤，从而治疗 NAFLD。良好的运动方法是能坚持中等量的有氧运动，如快速步行、慢跑等，需根据个人承受能力来制定方案，量力而行。

（三）饮食控制

饮食控制是指正确调整每日热量摄入和科学分配各种营养要素，坚持合理饮食，使 NAFLD 患者达到目标体重。NAFLD 患者需规律饮食，可多吃富含维生素 D 及维生素 E 的蔬菜水果[10]。如果饮食控制得好，常不需药物治疗即可达到治疗脂肪肝的目的[23,24]。目前常提倡低糖、低脂平衡膳食，每日三餐定时定量，切忌暴饮暴食，减少含高糖、蔗糖饮料及高脂肪食物的摄入并增加膳食纤维的含量，可食用瘦肉、鱼、蛋清及新鲜蔬菜等富含亲脂性物质的膳食，有助于促进肝内脂肪消退。饮食控制用于脂肪肝的主要方法有减食疗法、低热量饮食和极低热量饮食等。

（四）防治肠道菌群失调

临床上常用的调节肠道菌群的药物有枯草杆菌肠球菌二联活菌和双歧杆菌三联活菌等。枯草杆菌肠球菌二联活菌包括枯草杆菌及屎肠球菌，具有较强的调节肠道菌群的作用[25]。枯草杆菌能够利用生物夺氧能力，降低肠道局部氧浓度，给有益的厌氧菌群（如双歧杆菌）提供良好的生长环境，促进有益的厌氧菌群生长。屎肠球菌具有繁殖迅速的特点，对有害致病菌有较强的抑制作用。双歧杆菌三联活菌是由粪肠球菌、嗜酸乳杆菌、双歧杆菌三种微生物联合组成的活菌制剂，此

3 种有益菌能够迅速到达肠道并在其中定植,于整个肠道黏膜表面形成一道生物屏障从而发挥作用[21]。

（五）胰岛素增敏剂

胰岛素增敏剂常用于合并有糖尿病或胰岛素抵抗的患者,乳腺癌患者中伴有较高比例的糖尿病和胰岛素抵抗[26-28]。临床常用的胰岛素增敏剂为双胍类药物——二甲双胍,因其价格便宜、不良反应较少,广泛被患者接受。血清游离脂肪酸可导致胰岛素抵抗,二甲双胍可减少血清游离脂肪酸从脂肪细胞中释放,从而改善脂肪肝[29]。

（六）保肝药物治疗

化疗性脂肪肝目前尚无有效的对症治疗药物。保肝药物可分为：①抗炎保肝类,如甘草酸二胺、水飞蓟素；②细胞修复类,如多烯磷脂酰胆碱；③解毒保肝类,如还原型谷胱甘肽、硫普罗宁；④利胆保肝类,如熊去氧胆酸、腺苷甲硫氨酸；⑤中草药类；⑥维生素及辅酶类[30]。

早期应用保肝药物在化疗性脂肪肝的治疗中发挥着重要的作用,如果治疗得当将会取得较好的治疗效果。目前,临床上可选用一种或两种不同机制的保肝药物治疗,虽然保肝药不能减少肝内脂肪含量,但它可通过修复生物膜、拮抗氧应激、脂质过氧化损伤、抗炎和抗纤维化等机制,阻止肝纤维化和肝硬化发生[2]。应根据不同病因选择相应的保肝治疗药物,调整药物应用剂量及药物配伍,但所有药物治疗均需配合改变生活方式、运动疗法及饮食控制等措施才能达到理想的治疗效果[21]。

第二节　乳腺癌患者内分泌治疗期间脂肪性肝病的诊断与防治

一、概述

乳腺癌内分泌治疗是性激素受体阳性乳腺癌患者综合治疗的重要组成部分,选择内分泌治疗药物不仅要考虑到药物的有效性,还要兼顾其安全性、耐受性及药物对其他代谢的影响[31]。内分泌治疗的基本药物有抗雌激素类（如他莫昔芬等）、芳香化酶抑制剂、促黄体生成素释放激素类似物（LHRH）及孕激素。内分泌治疗对于激素反应性乳腺癌患者具有很好的疗效，主要通过降低雌激素水平或阻止雌激素作用于靶细胞的各个环节，以达到抑制或阻止癌细胞增殖的目的。临床上他莫昔芬序贯辅助化疗 5 年以上可明显提高患者的生存率。他莫昔芬的抗雌激素作用在其他器官上的主要表现类似于绝经期症状，包括脂肪肝（62.3%）、潮红（39.7%）、肌肉关节酸痛（21.3%）、阴道分泌物增多（20%）、乏力（15%）等[6]。研究显示，他莫昔芬治疗的女性乳腺癌患者有 43%在治疗前 2 年内出现 NAFLD，尤其是一些超重的女性，甚至会出现非酒精性脂肪性肝炎（NASH）和肝硬化[5,6]。脂肪肝的发生与服用他莫昔芬密切相关，而且服用他莫昔芬还会加重患者原有的脂肪肝病情，影响脂肪肝治疗效果的改善[1]。目前临床上对内分泌药物所导致的脂肪性肝病仍重视不足。针对内分泌药物致脂肪性肝病的研究，一方面可提高患者的生存质量和生存期；另一方面对临床工作研究具有十分重要的指导意义[2]。

二、病因

（1）乳腺癌患者手术及放化疗结束后，缺乏锻炼，且大量进补营养，患者肥胖、营养过剩及高脂血症的发生率较高，摄入大于消耗，能量以脂蛋白颗粒形式蓄积，易发展为脂肪肝[8,16]。

（2）化疗药物多数具有较强的肝脏毒性，损伤肝细胞，初期无明显表现，随时间进展及内分泌药物的作用而加重发生脂肪肝[30,32,33]。

（3）内分泌治疗药物可拮抗雌激素受体，使雌激素水平在肝脏表达减少，从而抑制雌激素对脂蛋白分解的作用，导致脂肪在肝细胞内大量堆积诱发脂肪肝，重度脂肪变性会引起明显的功能障碍，最后发展为肝细胞坏死[2,34]。

（4）内分泌药物作为抗雌激素类内分泌药，不仅可抑制脂肪酸 β-氧化所必需酶的表达，而且能与靶蛋白结合，从而竞争性抑制线粒体脂肪酸 β-氧化，因而造成脂肪酸蓄积，导致脂肪肝的发生[2]。

（5）他莫昔芬可抑制脂蛋白脂肪酶及总胆固醇脂肪酶的活性，阻碍总胆固醇的水解，引起血脂升高，而高脂血症是脂肪肝的高风险因素[35]。

（6）乳腺癌患者系统治疗后内分泌治疗期间仍有较高比例的糖尿病、糖尿病前期[26]。胰岛素抵抗及随之出现的高胰岛素血症相关，肝细胞内脂肪堆积，进而发生肝细胞变性、坏死甚至发生坏死性肝纤维化、肝硬化。

三、诊断

乳腺癌患者内分泌治疗期间脂肪性肝病早期多无明显临床表现，因此在乳腺癌系统治疗后内分泌治疗期间定期随访检查时，应同时注重肝功能的检测及腹部彩超检查，必要时加行腹部 CT 检查。乳腺癌患者内分泌治疗期间脂肪肝的临床诊断依据：患者具有应用内分泌治疗药物的病史；有相关影像学（超声或 CT）的检查结果；并除外酗酒史及基础肝病史。

四、治疗

乳腺癌患者内分泌治疗期间脂肪性肝病治疗，参见本章第一节中乳腺癌化疗性脂肪肝的治疗。Mizuki 等[36]报道约 79.3% 的他莫昔芬所致脂肪肝患者于停药后 1~2 年内恢复正常，脂肪肝的严重程度和复原时间无直接联系，并提出这种快速复原可能是他莫昔芬所致脂肪肝的特点之一。内分泌治疗药物导致脂肪肝的发生率高，治疗期间应高度重视肝脏超声、肝脏功能及血脂等多项结果变化，定期复查及早发现、及时切断肝脏脂肪变性。

（吴玉囝　陈浩然　罗清清　孔令泉）

参 考 文 献

[1] Pan H J, Chang H T, Lee C H. Association between tamoxifen treatment and the development of different stages of nonalcoholic fatty liver disease among breast cancer patients. Journal of the Formosan Medical Association, 2015, 339(6): 411-417.

[2] 袁媛, 刘瑜, 谢欣哲. 乳腺癌经西药治疗所致脂肪肝临床特征及中医证候分析. 中医学报, 2015, 30 (209): 1402-1404.

[3] 孙明芳, 谢晓冬. 化疗及内分泌治疗对乳腺癌患者肝脏脂肪变性影响的研究进展. 大连医科大学学报, 2010, 32(3): 352-355.

[4] Zheng Q F, Xu F, Nie M, et al. Selective estrogen receptor modulator-associated nonalcoholic fatty liver disease improved survival in patients with breast cancer. Medicine, 2015, 94(40): 1-8.

[5] Cole L K, Jacobs R L, Vance D E. Tamoxifen induces triacylglycerol accumulation in the mouse liver by activation of fatty acid synthesis. Hepatology, 2010, 52(4): 1258-1265.

[6] 赵斐, 展玉涛. 他莫昔芬诱发非酒精性脂肪性肝病的研究进展. 现代药物与临床, 2015, 30(8): 1041-1045.

[7] 唐武兵, 杨文, 伍楚蓉. 双环醇片预防乳腺癌化疗及内分泌治疗后并发脂肪肝的效果. 广东医学, 2014, 35(17): 2753-2755.

[8] Grattagliano I, Portincasa P, Palmieri V O, et al. Managing nonalcohdic fatty liver disease. Recommendations for family physicians. Can Fam Physician, 2007, 5(3): 857-863.

[9] 中华医学会肝病学分会脂肪肝和酒精性肝病学组. 中国非酒精性脂肪性肝病诊疗指南(2010年修订版). 中国医学前沿杂志(电子版), 2012, 4(7): 4-10.

[10] Timothy H, Quentin M, Christopher P D. Nonalcoholic fatty liver disease: New treatments. Curr Opin Gastroenterol, 2015, 31(3): 175-183.

[11] Teli M R, James O F W, Burt A D, et al. The natural history of nonalcoholic fatty liver: A follow up study. Hepatology, 1995, 22: 1714-1719.

[12] 李景, 高俊峰. 232 例三阴性乳腺癌患者化疗后导致脂肪肝的病例分析. 中国疗养医学, 2013, 22 (12): 1119-1120.

[13] 施彩, 杨玲, 张颖. 乳腺癌化疗所致脂肪肝的临床分析. 现代肿瘤医学, 2012, 20(12): 2511-2512.

[14] 卓忠雄, 高云华, 李宁, 等. 化疗性脂肪肝的超声组织定征研究. 中华超声影像学杂志, 2001, 10(6): 331-333.

[15] 熊爱民, 徐赛芳, 方苏芳, 等. 化疗性脂肪肝的超声诊断价值. 中华肝脏病学杂志, 2007, 12(4): 290-291.

[16] 王艳莉, 方玉, 辛晓伟. 202 例乳腺癌患者营养状况调查. 中国肿瘤临床与康复, 2014, 21 (12): 1516-1518.

[17] 于瑞兰. 肝恶性肿瘤患者介入术后并发局限性脂肪肝的原因分析. 中原医刊, 2007, 34(20): 60.

[18] Burtness B, Gibson M, Egleston B, et al. Phase Ⅱ trial of docetaxel-irinotecan combination in advanced esophageal cancer. Ann Oncol, 2009, 20(7): 1242-1248.

[19] Shanab A A, Scully P, Crosbie O, et al. Small intestinal bacterial overgrowth in non-alcoholic steatohepatitis: Association with Tolllikereceptor 4 expression and plasma levels of interleukin 8. Dig Dis Sci, 2011, 56: 1524-1534.

[20] Ester V, Elisabetta B. The gut-liver axis in nonalcoholic fatty liver disease: Another pathway to insulin resistance. Hepatology, 2009, 49: 1791-1793.

[21] 江依勇, 刘丽. 非酒精性脂肪肝治疗进展研究. 中国肝脏病杂志(电子版), 2015, 7 (1): 127-128.

[22] 于湛, 高剑波, 苏静. 乳腺癌 53 例术后化疗致脂肪肝的 CT 诊断分析. 中国误诊学杂志, 2008, 11(8): 8239-8240.

[23] Nobilil V, Carter-Kent C, Feldstein A E. The role of lifestyle changes in the management of chronic liver disease. BMC Med, 2011, 9: 70.

[24] Zelber-Sagi S, Ratziu V, Oren R. Nutrition and physical activity in NAFLD: An overview of the epidemiological evidence. World J Gastroenterol, 2011, 17: 3377-3389.

[25] Kim Y G, Moon J T, Lee K M, et al. The effects of probiotics on symptoms of irritable bowel

syndrome. Korean J Gastroenterol, 2006, 47: 413-419.

[26] 卢林捷, 王瑞珏, 孔令泉. 无糖尿病病史的乳腺癌患者系统治疗后糖耐量异常状况研究. 中国肿瘤临床, 2014, 41(4): 50-254.

[27] Lu L J, Wang R J, Kong L Q, et al. On the status and comparison of glucose intolerance in female breast cancer patients at initial diagnosis and during chemotherapy through an oral glucose tolerance test. PloS One, 2014, 9(4): e93630.

[28] Lu L J, Wang R J, Kong L Q, et al. On the status of beta-cell dysfunction and insulin resistance of breast cancer patient without history of diabetes after systemic treatment. Medical Oncology, 2014, 31(5): 956.

[29] 何小荣, 洪涛, 余杰, 等. 多烯磷脂酰胆碱联合二甲双胍治疗非酒精性脂肪肝的疗效观察. 实用临床医学, 2010, 10: 14-16.

[30] 赵林, 陈书长. 抗肿瘤药物的肝脏毒副作用及治疗策略. 癌症进展杂志, 2009, 7(1): 7-11.

[31] 孙燕, 石远凯. 临床肿瘤内科使用手册. 北京:人民卫生出版社, 2012: 430-431.

[32] 李佩, 陈勤奋. 抗肿瘤药物的重要脏器毒性及防治策略. 上海医药, 2009, 30(9): 389-390.

[33] 袁彬, 张灵小, 李纲, 等. 乳腺癌患者应用内分泌药物治疗后合并脂肪肝的临床分析. 现代肿瘤医学, 2012, 20(5): 980-981.

[34] The Breast International Group(BIG)1-98 Collaborative Group. Acomparison of letrozole and tamoxifen in postmenopausal women with early breast cancer. N Engl J Med, 2005, 353(26): 2747-2757.

[35] Xu X, Gammon M D, Zeisel S H, et al. Choline metabolism and risk of breast cancer in a population-based study. FASE J, 2008, 22: 2045-2052.

[36] Mizuki N, Katsumi H, Yoshiaki N, et al. Effects of tamoxifen on hepatic fat content and the development of hepatic steatosis in patients with breast cancer: High frequency of involvement and rapid reversal after completion of tamoxifen therapy. AJR, 2003, 180(1): 129-134.

第十二章 乳腺癌肝转移的诊断与防治

一、概述

随着诊断和治疗技术的进步,发达国家乳腺癌的死亡率近年有下降趋势,但仍然是女性恶性肿瘤死亡的首要原因。在所有的乳腺癌患者中5%~10%初诊时即有远处转移,而接受辅助治疗的患者约有1/3最终会发展成转移性乳腺癌,其中位生存期仅2~3年,5年生存率不超过20%[1],是乳腺癌致死的主要原因。肝脏接受门静脉和肝动脉双重血供,血流量丰富,适于大多数肿瘤细胞生存,各种恶性肿瘤大多可转移至肝脏,形成转移性肝癌。肝脏也是乳腺癌最常见的转移部位之一,乳腺肿瘤细胞通过血循环经肝动脉转移至肝脏形成转移性病灶。虽然近年来乳腺癌的治疗技术不断发展,但乳腺癌肝转移治疗效果并不佳,是转移性乳腺癌重要的不良预后因素。

二、临床特点

乳腺癌肝转移患者早期可无任何症状,通常是在术前常规检查或治疗后的定期随访过程中通过影像学检查发现。随着病情进展,肿瘤逐渐增大,患者可出现与原发性肝癌类似的症状和体征,但由于患者一般不伴肝硬化,病情发展较缓慢,症状也相对较轻。

(一)局部症状和体征

一般乳腺癌肝转移症状多在病程较晚时出现,大多数患者的首发症状是肝区胀痛不适,为间歇性或持续性隐痛、钝痛,程度不一,还可时轻时重或短期自行缓解。疼痛的部位与肿瘤所在位置相关,位于左叶的肿瘤多表现为中上腹疼痛,右叶肿瘤常为右季肋部或者右上腹疼痛,如果肿瘤位于右叶后段则可能引起腰部疼痛不适,如肿瘤累及横膈,可出现右肩背部放射性疼痛,但位于肝实质深部的肿瘤较少引起疼痛症状。疼痛产生的原因主要是肿瘤增长较快,压迫肝包膜,以及肿瘤坏死物刺激肝包膜所致。部分患者可有自发性癌结节破裂,引起肝区剧烈疼痛,如果出血位于包膜下,一般疼痛较为局限,不会出现休克症状,但如果是肝脏表面的癌结节破裂,除疼痛外可有血压下降及休克等症状。在肿瘤较小时,患者多无明显体征,当肿瘤体积较大时,可发现肝脏增大,甚至可扪及质地较硬的癌结节,并有触痛感。到病程后期,常出现腹水及相关的症状和体征。

(二)全身症状

乳腺癌肝转移患者随病情进展可逐渐出现全身症状。大多有腹胀和食欲下降等表现。如果肿瘤压迫引起胆道梗阻可出现黄疸,到后期还可出现乏力、体重下降、发热、恶病质等表现。

三、检查

(一)影像学检查

1. 超声检查

超声检查简单易行、安全无创,是目前肝转移最常用的筛查及随访检查方法。转移性肝癌常累及左右两叶,呈大小不一、圆形或类圆形多发结节,也有少数为单发病灶。当病变呈弥漫性分布或者病灶较大时,可使肝脏体积增大,形态改变,并可引起周围组织,如肝内血管和胆管狭窄及移位等。癌结节以周围低回声型多见,边界较清楚,如有"牛眼征"或"靶标征"等典型表现多可诊断肝转移。彩色多普勒检查可见血流在肿瘤外周绕行,部分可在病灶内探及点状或者线状彩色血流信号,但血流的丰富程度低于原发性肝癌。

近年来超声造影技术的成熟,很大程度提高了超声检查对肝脏局灶性病变的诊断准确性。超声造影时,乳腺癌肝转移病灶在动脉期呈团块状均匀或环状增强,在门静脉期及延迟期病灶增强迅速消退,回声明显低于周围正常肝组织呈"黑洞征",具有"快进快出"的特点,有助于与其他肝脏病变鉴别。目前文献报道,超声造影技术在转移性肝癌诊断敏感性和特异性方面与增强 CT 及 MRI 相当。但超声检查诊断准确率及敏感性在很大程度上取决于诊断医师的经验技能及仪器的灵敏度,而且位于肝右叶膈面及肝门部的病变容易被漏诊。

2. CT 检查

CT 检查是诊断转移性肝癌重要的方法,可以发现一些较小的病灶,判断肝段受累的程度,了解病灶与周围组织的关系,多期扫描可反映病灶的血供情况,利于鉴别诊断;另外 CT 检查的结果受操作者影响较小。乳腺癌肝转移病灶在 CT 平扫时表现为低密度灶,如伴有脂肪肝病灶可呈等密度或高密度。增强扫描时,病灶在增强早期强化不明显，在动脉期部分或整个病灶增强，在门静脉期表现为边界较清的低密度灶，周边可有强化，在延迟期病灶为低密度，"牛眼征"和环形强化是其典型表现。

3. MRI 检查

MRI 检查可以提供更多的信息，对肝转移诊断的敏感性和特异性均高于 CT 检查。通常表现为边界清晰的单发或多发、不规则圆形或类圆形病灶。在 T_1WI 上多为中低信号，在 T_2WI 上为中等高信号。典型的"牛眼征"或"靶征"是由于肿瘤中心坏死或伴有出血，在 T_1WI 上表现为中心低信号，在 T_2WI 上为中心高信号。动态增强 MRI 可见早期环状强化，延迟扫描时出现周围对比剂廓清现象。

4. FDG-PET/CT 检查

FDG-PET/CT 检查对肝脏转移瘤有很高的灵敏性，可以早期发现肝转移病灶。由于肝脏转移瘤内葡萄糖-6-磷酸酶几乎没有活性，导致大量的 FDG-6-P 滞留在瘤细胞内，使病灶阳性显像。

（二）实验室检查

1. 肝功能检查

乳腺癌肝转移一般不合并肝硬化，故肝脏的代偿能力较强，早期多无明显肝功能异常，随着肿瘤发展到一定程度，肝功能会出现一些异常，至晚期甚至可能出现肝衰竭。

（1）蛋白质代谢功能异常：肝脏合成除 γ 球蛋白以外的大部分血浆蛋白，如白蛋白（A）、糖蛋白、脂蛋白、多种凝血因子、抗凝因子、纤溶因子及各种转运蛋白等。前白蛋白（PA）分子质量小、半衰期短，可作为早期肝功能损伤的指标，比白蛋白具有更高的敏感性，乳腺癌肝转移 PA 降低较血清总蛋白（TP）和白蛋白（A）更早出现。而 TP 和 A 在病程早期较少降低，随着病情进展，由于肿瘤晚期蛋白质消耗增加、营养摄入不足及腹水形成等，可出现 TP 和 A 均降低，甚至 A/G 倒置等。

（2）血清酶学改变：丙氨酸氨基转移酶（ALT）和天冬氨酸氨基转移酶（AST）主要是反映肝细胞受损的指标，在乳腺癌肝转移中，早期无明显异常，随病情进展常会轻度升高，至晚期可能出现明显升高。

在肝转移性肿瘤时因碱性磷酸酶（ALP）和 γ-谷氨酰转移酶（GGT）合成增加，同时肿瘤压迫导致肝内胆道胆汁排泄障碍，反流入血，引起 ALP 和 GGT 明显升高，尤其是 ALP 升高具有诊断意义。

乳酸脱氢酶（LDH）为糖酵解酶，由于肿瘤组织中糖酵解速度大于正常组织，肿瘤细胞代谢旺盛，使血清 LDH 显著升高。LDH 有 5 种同工酶，其中转移性肝癌为 LDH5＜LDH4。

5′-核糖核苷酸水解酶（5′-NT），能催化各种核苷-5′-磷酸和脱氧核苷-5′-磷酸水解生成相应的核苷或脱氧核苷和无机磷酸。5′-NT 在肝内主要存在于胆小管、窦状间隙内和库普弗细胞膜上，在原发性或继发性肝恶性肿瘤时血清 5′-NT 均有明显升高，对诊断肝脏肿瘤特异性较高。

（3）胆红素代谢异常：乳腺癌肝转移所致的胆红素代谢异常主要由于晚期肿瘤浸润压迫引起肝脏损伤所致胆红素升高，一般是直接胆红素和间接胆红素同时升高，伴有其他肝功能指标异常。疾病晚期如出现进行性胆红素升高，需警惕肝衰竭。

2. 凝血功能检查

肝脏可以合成多种凝血因子，对维持正常凝血功能有重要作用。乳腺癌肝转移晚期肝脏功能严重障碍，引起凝血因子合成减少，导致凝血酶原时间（PT）延长，凝血酶原活动度（PTA）及肝促凝血活酶试验（HPT）降低等。

3. 血清肿瘤标志物检测

糖类抗原 15-3（CA15-3）和癌胚抗原（CEA）是乳腺癌最常用的肿瘤标志物。CA15-3 在早期乳腺癌中的特异性和敏感性都较低，但在转移性乳腺癌中阳性率可达 75%～90%，但 CEA 的阳性率低于 CA15-3，为 50%～60%[2]。CA15-3 和 CEA 出现持续升高要警惕出现转移，但需结合影像学和体格检查，治疗后监测 CA15-3 和 CEA 可帮助评估疗效[2]，但 CA15-3 和 CEA 正常并不能排除转移癌存在。甲胎蛋白（AFP）是原发性肝癌特异性标志物，在转移性肝癌中一般为阴性，是鉴别原发性和转移性肝癌重要的指标之一。

（三）病理学检查

病理诊断是肿瘤诊断的金标准。对于一些表浅的肝脏转移病灶，可通过 B 超引导下经皮肝脏穿刺活检，取得组织进行病理学检查，不仅可以明确诊断，还可以评估转移灶的激素受体状态、人表皮生长因子受体 2（human epidermal growth factor receptor 2，HER2）及 Ki67 的表达状态，确定预后及治疗手段。

四、诊断

根据以下特征可以诊断乳腺癌肝转移：①有乳腺癌病史；②有肝脏肿瘤局部或全身症状和体征；③影像学检查提示肝脏占位性病变；④肝功能异常以与肿瘤

相关的酶学改变为主；⑤血清肿瘤标志物升高；⑥病理学证实。

五、治疗

乳腺癌肝转移是不可治愈的，治疗目的是姑息性治疗，在达到改善患者生活质量的前提下尽可能延长生存时间。因此应针对每个患者的情况，在多学科讨论的基础上，结合患者的意愿，给予恰当的治疗。

（一）保肝治疗

当乳腺癌肝转移出现肝功能异常时，需积极保肝治疗，以维持肝功能，保证抗肿瘤治疗的顺利进行。应根据病情合理使用保肝药物，包括解毒抗氧化药物、降酶、退黄等药物。还原型谷胱甘肽（GSH）参与多种重要的生化代谢反应，当肝功能受损时，肝脏合成 GSH 减少，补充 GSH 可以提高肝脏酶活性，抑制肝组织内过氧化物的产生，提高肝脏的解毒能力，促进胆酸排泄，有较好的降酶、退黄作用。多烯磷脂酰胆碱属于细胞膜保护剂，能促进肝细胞膜的再生修复，防止肝细胞坏死，促进肝脏的蛋白质合成及恢复解毒功能。腺苷甲硫氨酸有促进胆汁酸和胆红素排泄功能，改善胆汁酸循环，有较好的退黄效果，同时腺苷甲硫氨酸可促进肝脏内谷胱甘肽的合成和转运功能的修复。保肝药物要根据病情进行选择，由于部分保肝药物也可能有肝脏毒性，一般不主张使用 3 种以上的保肝药物。

（二）局部治疗

乳腺癌肝转移是全身性疾病，以全身治疗为主，近年来随着局部治疗技术的发展，一些经过适当选择的患者经局部治疗后也可能获益。局部治疗包括手术切除、射频消融、经皮激光热疗、立体定向放疗、经肝动脉化疗栓塞等。

1. 手术切除

乳腺癌肝转移一般为多发，很少有病例适合手术，适合肝脏转移病灶切除的患者应具备以下条件：单发或寡转移灶，无肝外转移证据或肝外病变控制良好，肝功能正常，体能状况良好，无病间隔较长以及具有完全切除肿瘤的可能等[3,4]。在术前要对肝脏病灶进行充分评估，以明确患者是否适合手术治疗。Chua 等[5]对 19 项研究（纳入 535 例对转移性乳腺癌进行肝切除术的患者）的分析结果显示，接受手术切除患者的中位总生存期为 40 个月，5 年生存率为 40%，术后死亡率为 0~6%。影响肝转移灶切除术预后的因素包括手术切缘阳性和激素抵抗性疾病。因此对于有上述适应证的患者，手术切除肝脏转移病灶是安全可行的。

2. 射频消融（radiofrequency ablation，RFA）

RFA 是通过超声或 CT 引导，将电极探针置入肿瘤内，通过射频热能作用于局部病灶，使肿瘤细胞发生凝固性坏死。RFA 可以单独采用，也可以与手术切除联合应用及与化疗结合应用，对于直径<3cm 的孤立性病灶最为有效。RFA 比手术创伤小，安全性高。

3. 经皮激光热疗（laser-induced interstitial thermotherapy，LITT）

LTIL 是将光导纤维在超声或 CT 引导下，经皮穿刺进入肝脏，置入肿瘤组织内，高能激光通过光导纤维传递至肿瘤组织，局部产生热效应，导致肿瘤组织凝固性坏死而达到治疗目的。LTIL 适用于不能手术的患者，有效治疗直径可达 5cm[6]。

4. 经动脉化疗栓塞（transarterial chemoembolization，TACE）

乳腺癌肝转移病灶的血供主要来源于肝动脉，通过肝动脉能将化疗药物直接运至肿瘤，同时阻断肝脏肿瘤的血供，使瘤组织局部急性缺血并有较高浓度的化疗药物以达到治疗目的。目前该技术在乳腺癌患者中的使用经验尚无大样本研究结果，但一些小样本研究显示，TACE 可以延长部分患者生存期[7,8]。

5. 立体定向放射治疗（stereotactic body radiation therapy，SBRT）

SBRT 是采用单次大剂量、分次治疗体部肿瘤的外照射技术，具有高度适形性，肿瘤周围正常组织的剂量梯度大，因此可给予病灶区高剂量照射，而周围正常组织照射剂量较低。SBRT 与手术相比，创伤小、安全有效，适用于无法耐受手术或者肿瘤位于手术困难部位的患者。目前对于乳腺癌肝转移 SBRT 的研究尚不多，一般认为转移灶直径<3cm、DFI>12 个月、激素受体阳性及化疗后缓解的患者疗效更好[9,10]。

（三）全身治疗

乳腺癌肝转移的全身性治疗包括化疗、内分泌治疗、分子靶向治疗等手段，其原则与其他部位转移性乳腺癌相同。根据患者的分子分型及身体状况合理进行选择，做到既不过度治疗又不放弃一些仅为寡转移灶的患者经治疗后长期生存的机会。同时要强调对于病情稳定（stable disease，SD）的理解，不少资料已经显示，乳腺癌的 SD>6 个月，等同于 CR、PR 对患者的生存贡献。而且晚期患者的治疗目的为姑息性，因为我们更应该重视及珍惜患者的生活质量，通过治疗取得 SD，要尽量维持并延长患者的生命。

1. 抗 HER-2 靶向治疗

对于转移性 HER-2 阳性乳腺癌（包括肝转移）患者，只要没有用药禁忌证，各种指南[11-13]推荐不论是在转移后的一线还是后续的治疗中均进行抗 HER-2 治疗。原则上对于 HER-2 过表达的肝转移应考虑化疗联合靶向治疗,但对于无症状或病情进展较慢的激素受体阳性患者,可以选择内分泌治疗联合靶向治疗。目前可用于治疗 HER-2 阳性乳腺癌的靶向药物有曲妥珠单抗、帕妥珠单抗、曲妥珠单抗 DM1 偶联物(TDM-1)和拉帕替尼 4 种。

在如何选择抗 HER-2 药物上,各指南的推荐均以是否使用过曲妥珠单抗作为依据。如果患者既往没有使用过曲妥珠单抗,由于帕妥珠单抗与曲妥珠单抗和紫杉类的联合方案可明显延长患者 PFS 和 OS,建议一线使用曲妥珠单抗加帕妥珠单抗双靶向联合紫杉类药物化疗;如果无法取得帕妥珠单抗,曲妥珠单抗联合化疗也是可选择的方案。由于曲妥珠的心脏毒性,不建议和蒽环类药物联合使用,其他化疗药物包括紫杉类药物±卡铂、卡培他滨、吉西他滨、长春瑞滨等均可使用。另外 TDM-1 也是可选择的药物。对于既往接受过曲妥珠单抗治疗的患者,指南仍然推荐在后续治疗中继续抗 HER-2 治疗。帕妥珠单抗加曲妥珠单抗联合化疗,或者是使用 TDM-1,拉帕替尼联合卡培他滨或者曲妥珠单抗等都是指南推荐的方案,可根据患者的情况和不良反应加以选择。对于激素受体阳性患者在接受抗 HER-2 治疗联合化疗达到最佳缓解后可考虑停止化疗,再根据绝经状态改用合适的内分泌药物维持治疗。

在抗 HER-2 治疗期间需要注意检测药物的不良反应,及时调整药物剂量。应注意拉帕替尼经肝脏代谢,对于接受拉帕替尼与卡培他滨联合治疗的中重度肝脏损伤患者需减量,治疗期间应至少每 4～6 周监测一次肝功能,当其有严重改变(ALT/AST>3 倍 ULN,胆红素>2 倍 ULN)时停药[14]。

2. 内分泌治疗

对于激素受体阳性、HER-2 阴性的肝转移患者,当病情进展迅速伴器官功能障碍时,应考虑一线化疗,在化疗疗效稳定后(通常为化疗 4～6 个月后)换用内分泌维持治疗,既可以减少治疗副作用,又不会影响总生存。如果是无症状的肝转移患者,可考虑一线内分泌治疗,如治疗后短期内出现病情迅速进展,则需考虑化疗,如果一线内分泌治疗至疾病进展的时间>6 个月,在发生疾病进展时可换用二线内分泌治疗。

各指南均根据患者的绝经情况和用药史对内分泌治疗做出了相应的推荐期,绝经前患者内分泌治疗药物的选择:绝经前乳腺癌患者复发转移后,首选卵巢抑制或去势联合内分泌药物治疗;如果辅助治疗中未使用他莫西芬或者已中断他莫西芬治疗超过 12 个月,可选择他莫西芬联合卵巢抑制或去势。卵巢抑制或卵巢去势后患者的后续治疗与绝经后患者相同。对接受过他莫西芬辅助治疗的人群,可选择卵巢抑制和（或）去势联合芳香化酶抑制剂。绝经后患者内分泌治疗药物可选择芳香化酶抑制剂（AIs），AIs 联合 Palbociclib、他莫昔芬或氟维司群。二线内分泌治疗失败后可选择的药物包括：不同机制的 AIs、氟维司群±Palbociclib，依西美坦联合依维莫司等[15]。

对于激素受体阳性、HER-2 阳性则建议在抗 HER-2 治疗基础上联合内分泌治疗，根据病情选择内分泌联合抗 HER-2 治疗，或者化疗联合抗 HER-2 治疗后换用内分泌维持治疗。

3. 化疗

对于三阴性（激素受体阴性、HER-2 阴性）及病情进展迅速的激素受体阳性乳腺癌肝转移患者治疗上以全身化疗为主，可以采取联合化疗或者单药化疗。决定化疗方式的因素包括肿瘤负荷、患者体能状况、既往治疗史、药物的毒副反应及患者的意愿等。一般对于肿瘤负荷较小、体能状况较差，以及既往接受过多线化疗或者化疗后出现较重毒副反应的患者考虑单药治疗。如果患者肿瘤负荷大、疾病进展迅速应采取联合化疗。化疗药物选择原则：对于蒽环耐药或出现蒽环类药物达到累积剂量或者出现剂量受限（如心脏毒性），并且既往未用过紫杉类药物的转移性乳腺癌患者，后续化疗通常选择以紫杉类药物为基础的方案，优选紫杉类单药。其他可选择的药物包括卡培他滨、长春瑞滨、吉西他滨等。对于在辅助治疗中已经用过紫杉醇类药物，且在紫杉类辅助化疗结束 1 年以上出现的肿瘤进展患者，复发转移后仍可再次使用紫杉类药物。HR 阳性乳腺癌化疗有效之后，采用化疗或内分泌维持都是合理的选择。化疗有效之后的维持治疗，可以继续选用原方案或其中一个药物进行维持；也可以换用口服化疗药如卡培他滨维持，如果激素受体阳性也可选内分泌治疗维持。

总之，乳腺癌肝转移的治疗是姑息性的，目的是改善生活质量、延长患者的生存期。在决定治疗措施时应综合考虑肿瘤本身、患者机体状态、既往治疗史及现有治疗手段等多种因素。随着治疗技术的发展、新药的问世，部分乳腺癌肝转移患者的疗效有所改善，但整体上肝转移仍是晚期乳腺癌的主要不良预后因素之一，需要探索最合适的治疗方式以改善患者预后。

（甘　露）

参 考 文 献

[1] Cardoso F, Harbeck N, Fallowfield L, et al. Locally recurrent or metastatic breast cancer: ESMO Clinical Practice Guidelines for diagnosis, treatment and follow-up. Ann Oncol, 2012, 23(Suppl 7):

vii11-19.

[2] Harris L, Fritsche H, Mennel R, et al. American Society of Clinical Oncology 2007 update of recommendations for the use of tumor markers in breast cancer. J Clin Oncol, 2007, 25(33): 5287-312.

[3] Harbeck N, Marschner N, Untch M, et al. Second International Consensus Conference on Advanced Breast Cancer (ABC2), Lisbon, 11/09/2013: The German Perspective. Breast Care, 2014, 9: 52-59.

[4] Olivia P, Elzbieta S, William W, et al. International guidelines for management of metastatic breast cancer: Can metastatic breast cancer be cured? J Natl Cancer Inst, 2010, 102(7): 456-463.

[5] Chua T C, Saxena A, Liauw W, et al. Hepatic resection for metastatic breast cancer: A systematic review. Eur J Cancer, 2011, 47(15): 2282-2290.

[6] Nikfarjam M, Christophi C. Interstitial laser thermotherapy for liver tumours. Br J Surg, 2003, 90(9): 1033-1047.

[7] Camacho L H, Kurzrock R, Cheung A, et al. Pilot study of regional, hepatic intra-arterial paclitaxel in patients with breast carcinoma metastatic to the liver. Cancer, 2007, 109(11): 2190-2196.

[8] Ang C, Jhaveri K, Patel D, et al. Hepatic arterial infusion and systemic chemotherapy for breast cancer liver metastases. Breast J, 2013, 19(1): 96-99.

[9] Milano M T, Katz A W, Zhang H, et al. Oligometastases treated with stereotactic body radiotherapy: Long-term follow-up of prospective study. Int J Radiat Oncol Biol Phys, 2012, 83(3): 878-886.

[10] Scorsetti M, Franceschini D, De Rose F, et al. Stereotactic body radiation therapy: A promising chance for oligometastatic breast cancer. Breast, 2016, 26: 11-17.

[11] NCCN.org. NCCN Clinical Practice Guidelines in Oncology: Breast Cancer Version 2.2016.

[12] Untch M, Augustin D, Ettl J, et al. ABC3 Consensus Commented from the Perspective of the German Guidelines: Third International Consensus Conference for Advanced Breast Cancer (ABC3), Lisbon, 07.11.2015. Geburtshilfe Und Frauenheilkd, 2016, 76(2): 156-163.

[13] 徐兵河, 江泽飞, 胡夕春. 中国抗癌协会乳腺癌专业委员会. 中国晚期乳腺癌临床诊疗专家共识2016. 中华医学杂志, 2016, 96(22): 1719-1727.

[14] http://dailymed.nlm.nih.gov/dailymed/lookup.cfm?setid=63319b01-cad6-4d0a-c39b-938fa951a808

[15] Rugo H S, Rumble R B, Macrae E, et al. Endocrine Therapy for Hormone Receptor-Positive Metastatic Breast Cancer: American Society of Clinical Oncology Guideline. J Clin Oncol, 2016, 34(25): 101-107.

附录　专业术语汉英对照

阿德福韦酯　adefovir dipivoxil，ADV
白细胞介素　interleukin，IL
暴发性肝炎　fulminant hepatitis
丙型肝炎病毒　hepatitis C virus，HCV
病毒性肝炎　viral hepatitis
肠-肝轴　gut-liver axis
肠源性内毒素血症　intestinal endotoxemia
醇脱氢酶　alcohol dehydrogenase，ADH
次级胆汁酸　secondary bile acid
代谢综合征　metabolism syndrome，MS
单加氧酶系　monooxygenase
胆红素　bilirubin
胆绿素　biliverdin
胆色素　bile pigment
胆素　bilin
胆素原　bilinogen
胆盐　bile salt
胆汁　bile
恩替卡韦　entecavir，ETV
非活动性 HBsAg 携带者　inactive HBsAg carrier
非酒精性单纯性脂肪肝　nonalcoholic simple fatty liver，NAFL
非酒精性脂肪性肝病　nonalcoholic fatty liver disease，NAFLD
非酒精性脂肪性肝炎　nonalcoholic steatohepatitis，NASH
非酒精性脂肪性肝硬化　non-alcoholic cirrhosis
粪胆素　stercobilin
粪胆素原　stercobilinogen
富马酸替诺福韦酯　tenofovirdisoproxil fumarate，TDF

肝肾综合征　hepato-renal syndrome
肝性脑病　hepatic encephalopathy
高胆红素血症　hyperbilirubinemia
过氧化物酶体增殖物激活受体γ　peroxisome proliferator-activated receptor-gamma
还原反应　reduction
化疗性脂肪肝　chemotherapy related fatty liver disease，CRFLD
黄疸　jaundice
混合功能氧化酶　mixed function oxidase
活性氧簇　reactive oxygen species，ROS
急性肝衰竭　acute liver failure，ALF
胶原面积比例　collagen proportionate area，CPA
结合胆红素　conjugated bilirubin
结合胆汁酸　conjugated bile acid
结合反应　conjugation
经动脉化疗栓塞　transarterial chemoembolization，TACE
经皮激光热疗　Laser-induced interstitial thermotherapy，LITT
酒精性肝病　alcoholic liver disease，ALD
空腹血浆葡萄糖　fasting plasma glucose，FPG
口服葡萄糖耐量试验　oral glucose tolerance test，OGTT
拉米夫定　lamivudine，LAM
立体定向放射治疗　stereotactic body radiation therapy，SBRT
氯吡格雷　clopidogrel
慢加急性（亚急性）肝衰竭　acute-on-chronic liver failure，ACLF
慢性肝衰竭　chronic liver failure，CLF
男性乳腺发育症　gynecomastia
尿胆素　urobilin
尿胆素原　urobilinogen
葡萄糖醛酸胆红素　bilirubin glucuronide
人工肝支持系统　artificial liver support system，ALSS
人类表皮生长因子受体2　human epidermal growth factor receptor-2，HER-2
乳腺肿瘤肝病学　breast oncohepatology
噻氯匹啶　ticlopidine
射频消融　radiofrequency ablation RFA

生物转化　biotransformation
实时定量聚合酶链反应　real-time quantitative PCR
输血传播病毒　transfusion transmitted virus，TTV
水解反应　hydrolysis
瞬时弹性成像　transient elastography，TE
糖皮质激素应答元件　glucocorticoid response element，GRE
替比夫定　telbivudine，LDT
微粒体乙醇氧化系统　microsomal ethanol oxidizing system，MEOS
细胞外基质　extracellular matrix，ECM
血红素加氧酶　heme oxygenase，HO
血清雌二醇　estradiol，E_2
亚急性肝衰竭　subacute liver failure，SALF
氧化反应　oxidation
药物性肝损伤　drug induced liver injury，DILI
胰岛素抵抗　insulin resistance，IR
乙醛脱氢酶　aldehyde dehydrogenase，ALDH
乙型肝炎病毒　hepatitis B virus，HBV
乙型肝炎病毒表面抗原　hepatitis B surface antigen，HBsAg
乙型肝炎抗原　hepatitis B antigen，HBAg
应答指导治疗　response-guided therapy，RGT
游离胆汁酸　free bile acid
脂肪性肝病　fatty liver disease，FLD
直接作用抗病毒药物　direct-acting antiviral agent，DAA
中胆素原　mesobilirubinogen
肿瘤坏死因子α　tumor necrosis factor，TNF-α
UDP-葡萄糖醛酸基转移酶　UDP-glucuronyl transferase，UGT

（Bilal Arshad　孔榕　徐周　唐娟　魏余贤）